PAUL VAN DYK

Mit Guido Eckert

IM LEBEN BLEIBEN

BENEVENTO

2. Auflage

Medieninhaber, Verleger und Herausgeber:
Red Bull Media House GmbH
Oberst-Lepperdinger-Straße 11–15
5071 Wals bei Salzburg, Österreich

Satz: MEDIA DESIGN: RIZNER.AT
Gesetzt aus der Minion Pro, Sonny Gothic
Umschlaggestaltung: www.b3K-design.de, Andrea Schneider, diceindustries, unter Verwendung eines Fotos von Julian Erksmeyer, www.erksmeyer.de
Printed in Germany
ISBN 978-3-7109-0031-0

Inhalt

»Hallo, Schatz, ich gehe jetzt auf die Bühne.
Ich rufe dich später noch mal an, wenn ich mit der Show fertig bin.
Morgen sehen wir uns endlich wieder.
Dann machen wir unser offizielles Verlobungsfoto …«

State of Trance Festival, Utrecht

Der 27. Februar ist ein gewöhnlicher Tag. Ein Samstag. Ein eher langweiliger Tag, ohne Paul; ich ordne Unterlagen. In unserem Appartement in Los Angeles. Mein Kopf ist voll von der bevorstehenden Reise nach Mexiko, übermorgen schon, wo er mich beim letzten Mal gefragt hat, ob ich ihn heiraten würde. »Margarita und Paul« – ein schönes Gefühl. Wir sind jetzt seit einem Monat verlobt.

Allerdings irritiert mich etwas. Und zwar meine Unruhe.

Nicht wegen der unzähligen Details, die bei einer Hochzeit im Vorfeld zu klären sind, nein, es ist etwas anderes, eher unbestimmt. Und dieses Nicht-Greifbare beschäftigt mich. Ich bin sehr sensitiv für solche Erscheinungen; und ich habe schlecht geschlafen. Schon seit einigen Tagen habe ich Albträume. Sehr dunkel alles, kaum konkrete Bilder. Ich wache morgens auf und fühle mich gerädert und nervös. Zudem gibt es seit einigen Tagen eine ungewöhnliche Häufung von *Zufällen*, an beinahe jeder Ecke, überall dort, wo Paul und ich herumschlendern. Das Ganze ist derart auffällig, als ob etwas Schlimmes in der Luft läge.

Was ist mit LA los?

»Sei vorsichtig«, habe ich deshalb heute Morgen zu Paul gesagt, als wir uns an der Haustür verabschiedeten. Dieses Konzert in Holland ist einer der seltenen Auftritte, bei denen ich nicht dabei bin.

Mit einem charmanten Lachen sagte er zu mir, ich solle mir keine Sorgen machen und wir könnten jederzeit telefonieren.

Wir haben uns an der Tür geküsst; da ist eine Innigkeit zwischen uns beiden, die Außenstehende nicht immer begreifen. Paul und ich teilen alle Geheimnisse, wir sind miteinander vertraut, wie ich das vorher noch nie mit einem Menschen erlebt habe. 24/7, wie es heute gern heißt, immer zusammen, Tag und Nacht, Stunde für Stunde, Minute für Minute. Haut an Haut. Und das auch noch mit Absicht, voller Verlangen. Grausam allein die Vorstellung, meinen Tag ohne Paul zu beginnen oder ohne ihn ins Bett gehen zu müssen. Ich vermisse ihn jede Sekunde, die wir nicht zusammen verbringen.

Der Tag darauf brachte eine weitere Reihe an bizarren Vorfällen, aber ich beschloss, ihnen nicht allzu viel Aufmerksamkeit zu schenken und mich stattdessen auf die Dinge zu konzentrieren, die ich zu tun hatte.

Am Abend, als er anruft, bin ich unterwegs, ich erinnere mich genau an seine Worte: »Ich gehe jetzt auf die Bühne, ich rufe dich später noch mal an, wenn ich mit der Show fertig bin.«

»Ich liebe dich«, antworte ich.

Zurück in meiner Wohnung, bereite ich mir ein Tiefkühlgericht zu und öffne meinen Laptop, um mir dabei den Livestream von Pauls Auftritt anzusehen. Heute passt es aufgrund der Zeitverschiebung, und ich sehe ihm zu. Es ist das Übliche. Er spielt seine Musik. Eine grandiose Atmosphäre. Er geht vor die Bühne.

Das Übliche.

Aber er ist plötzlich verschwunden.

Wo ist er hin? Warum zeigt die Kamera ihn nicht?

*

Leere.

Bei einem schweren Schädel-Hirn-Trauma, einer Gehirnquetschung, dauert die Bewusstlosigkeit länger als 60 Minuten, verursacht durch *Einklemmung* des Gehirns durch Blutungen. Das ist ein medizinischer Ausdruck.

Ansonsten fühlt ein Mensch im komatösen Zustand nichts.

Er denkt nicht, er fühlt nicht; er atmet.

Er fragt nicht einmal: *Wo bin ich?*

Das Gehirn ist vollständig von Knochen umgeben. Als Schutz. Aber infolge der Einklemmung wird genau das zur Gefahr, da das Gehirn unter dem Druckanstieg leidet. Die Folge ist ein Koma. Zur Entlastung wird oft die Entfernung eines Teils der Schädeldecke angewandt. Dauerhafte Hirnverletzungen gelten als wahrscheinlich.

Leere.

*

Paul ist nicht zu sehen. Es passiert nichts.

Aber seine Musik hämmert unverändert weiter. Wenn es ein technisches Problem gäbe, dann müsste doch auch die Musik verstummen! Aus meiner Kameraperspektive sehe ich nur einen dunklen Saal.

Ich suche mein Handy auf dem Wohnzimmerschrank und wähle die Nummer des Tour-Managers.

Keine Reaktion.

Plötzlich stoppt die Musik.

Dunkelheit. Und: Stille.

Die ersten Pfiffe ertönen im Saal.

Es ist eine grausame Stille. Beängstigend. Und wieder frage ich mich, warum die Musik die ganze Zeit weitergelaufen ist, wenn es ein technisches Problem gegeben haben sollte.

Die ersten Kommentare trudeln ein, in einer Spalte neben dem Livestream: Er ist gefallen! Paul ist gestürzt!

Mein Herz schlägt wie irre. Wieder rufe in den Tour-Manager an (ergebnislos), schreibe ihm eine SMS, er solle bitte, bitte zurückrufen. Nichts. Die Kommentare werden zahlreicher, aber offensichtlich weiß niemand wirklich Bescheid, was passiert ist. Ich poste ebenfalls: Wenn jemand gerade in dem Saal in Utrecht ist, bitte, meldet euch!

Mein Atem geht schnell und hektisch. Okay, denke ich und versuche mich zu beruhigen, Paul ist vermutlich gestolpert, vielleicht hingefallen, möglicherweise hat er sich den Fuß angeknackst. Schlimmstenfalls sogar gebrochen. Oder auch eine Hand. Was ärgerlicher wäre. Ich bete zu Gott, dass es nichts Schlimmes ist.

Aber niemand meldet sich.

Was ist los?

*

Es dauert eine Ewigkeit, bis tatsächlich der Tour-Manager zurückruft. Ohne Begrüßung. Seine einzige Frage lautet: »Hat Paul irgendwelche Medikamente genommen?«

Ich verstehe nicht. Paul hatte eine Erkältung, ja, deshalb habe ich ihm einige rezeptfreie Medikamente eingepackt, gegen Schnupfen, Fieber, gegen Kopfschmerzen. Mir fällt unser Treffen morgen ein und dass Paul doch *gleich*, um sechs Uhr mitteleuropäischer Zeit, zum Flughafen nach Amsterdam aufbrechen muss. »Was ist denn los?«

»Ich rufe dich zurück«, sagt er.

»Du musst mir sagen, was los ist. Wo ist Paul? Ich habe versucht, ihn auf seinem Handy zu erreichen, es ist ausgeschaltet.«

Schweigen.

»Ich rufe dich zurück …«

Mir bleibt also nichts anderes übrig, als zu warten.

In Utrecht, sehe ich im Livestream, greift mittlerweile Armin van Buuren, der Gastgeber des Abends, ein Mikrofon und sagt: »Paul ist von der Bühne gefallen.« Er spricht weiter, erschrocken, wie mir scheint, ehe er noch sagt: »Aus Respekt vor Paul werden wir jetzt aufhören.«

Ich wähle mir die Finger wund und rufe so ziemlich jede Person an, die meiner Meinung nach Auskunft geben könnte. Aber niemand antwortet.

Irgendwann erreiche ich Pauls Booking Agent. »Was ist passiert? Irgendjemand muss mir sagen, was los ist!«

»Ähm …« Langes Schweigen. »Paul ist auf dem Weg ins Krankenhaus … Aber keine Sorge, alles ist gut.«

»Was? Was hat er denn?«, frage ich heiser.

»Ähm … Ich muss hier noch ein paar Dinge organisieren, lass uns später telefonieren.« Pauls Agent ist Engländer. Er redet sehr schnell, mit starkem Akzent, was er sonst nie tut. Ich verstehe kaum ein Wort, aber ich spüre an dieser Erregung, dass nichts normal ist. Ohne mir wirklich vorstellen zu können, dass etwas Schlimmes passiert ist. *Nein!*

Ich muss wieder warten. Und warten.

Und während ich warte, ist es, als ob Tausende von Nadeln mich am ganzen Körper stechen und ich gleichzeitig von einer unsichtbaren Anakonda gewürgt werde, sodass ich nicht mehr atmen kann. Ich kann keinen klaren Gedanken fassen, weiß nicht, was passiert ist, innerhalb einer Minute änderte sich alles von Normalzustand in Unsicherheit. Paul ist auf dem Weg ins Krankenhaus und musste seine Show abbrechen – das ist nicht normal! Er ist zu professionell, als dass er auch nur in Erwägung zöge, seinen Job nicht zu machen, was immer ihn auch beeinträchtigt. Selbst wenn er seine Hand oder seinen Fuß bräche, würde er weiterspielen. Das ist einfach Paul. *Was könnte passiert sein?*

Auf Pauls Facebook-Seite schaukeln sich mittlerweile verärgerte Kommentare hoch, weil die Show abgebrochen wurde. Mit grausamem Unterton. Paul van Dead, schreibt jemand. Lachende Smileys, Hahaha, als ich das lese, raste ich aus. Ich beschimpfe die Kommentatoren, bin völlig außer mir.

Mach das nicht. Ein Freund setzt ebenfalls einen Kommentar ab und rät mir dringend, mich aus dem Netz zu klinken und auf diese »Kommunikation« mit hämischen Fremden zu verzichten. Es zieht dich nur runter. Das ist auch alles richtig, aber was soll ich denn anstelle dessen tun? Warum geht Paul nicht ans Telefon?

Keine Antwort.

*

Die Stunden vergehen.

Ich laufe im Wohnzimmer auf und ab, von links nach rechts, ohne Ziel, ohne Pause; wie irre. Manchmal erreiche ich jemanden, ohne aber wirklich eine Antwort zu erhalten. Alle sprechen so ausweichend. Ich solle nicht ins Internet gehen, das würde mich nur unnötig aufregen. *Komm zur Ruhe,* sagen sie. Wie denn, wenn ich nichts weiß?

Also telefoniere ich trotzdem weiter und erreiche tatsächlich den Agenten. »Paul ist immer noch im Krankenhaus«, sagt er. »Ich melde mich später.«

»Was soll denn immer dieses Getue? Ich will mit Paul sprechen! Lass mich mit ihm sprechen!«

»Nein. Das geht gerade nicht ...«

»Warum geht das nicht? Reich ihm einfach das Handy weiter und lass mich mit ihm sprechen!«

»Nein, nein, das ist gerade nicht gut.«

»Warum ist es gerade nicht gut?«

Ich brülle in den Hörer, aber er lässt sich nicht erweichen. Ich sitze Tausende Kilometer entfernt und bin zur Untätigkeit verdammt. Ich kann rein gar nichts tun. Außer herumzulaufen. Und sinnlos irgendwelche Nummern anzuwählen. Immer wieder.

Es dauert weitere Stunden, in denen ich herumlaufe, die Wände anschreie und meine Haare auf den Fingern drehe, bis ich frühmorgens die Telefonnummer von Armin van Buuren erhalte. Ich spreche ihm auf die Mailbox. Was soll ich auch sonst tun? Verzweifelt. »Bitte ruf mich zurück, ich bin Pauls Verlobte. Bitte, ruf mich zurück!«

Später wähle ich erneut die Nummer von Pauls Agenten.

»Ich bin gerade in Pauls Hotelzimmer«, sagt er tonlos, »und packe seine Sachen.«

»Wozu?« Paul sollte doch nach Mexiko fliegen.

»Weil er jetzt nicht kommen wird und aus dem Hotelzimmer auschecken muss.«

»Was ist mit Paul? Hast du irgendwelche Neuigkeiten? Bitte, sag mir irgendetwas!«

»Nein, nein, er atmet ... Er atmet.«

Was? Wir alle atmen. Das ist das Normalste auf der Welt. Ich atme, du atmest, er atmet, wir alle atmen, was meinst du damit?

»Ich versteh nicht!«, kreische ich. »Was war los?«

»Nichts. Da war ein wenig Blut und …«

»Blut? Kann er sprechen?«

»Ähm … Ich bin mir nicht sicher …«

»Was meinst du, du bist dir nicht sicher?«

Alles ist so merkwürdig, so durcheinander, es ergibt keinen Sinn für mich.

Aber ich erhalte keine Antwort.

»Ich rufe dich zurück …«, sagt der Agent.

Ich renne wieder im Kreis. Immer nur im Kreis. Bis zum Fenster, wieder zurück. Und wieder nach vorn. Wie ein Löwe im Käfig. Ich verstehe nicht, was dort, in Utrecht, passiert ist, ich weiß aber auch nicht, was ich von hier aus tun könnte. Alles, was ich weiß, ist, dass er blutet und dass er atmet … *Was könnte es sein?* Vielleicht wurde er am Arm verletzt und es blutete, und sie verwenden den Begriff »atmen«, um einen Angriff oder Ähnliches auf ihn zu umschreiben?

Diese Hilflosigkeit zerstört, ja, zerquetscht mich. Und dann diese Vertröstungen! Ich bin kein entfernter Schulfreund, der zufällig anruft – ich bin seine Verlobte. Und Paul ist die Liebe meines Lebens. Warum spricht niemand mit mir?

Komm zur Ruhe. Guter Witz! Ich kann nicht schlafen, nicht essen, nicht trinken und auch nicht zur Ruhe kommen, bis ich mit ihm gesprochen habe. Bitte, ich *muss* mit ihm sprechen.

*

Nach einigen Stunden erreiche ich wieder einmal den Tour-Manager.

»Wir wissen nichts Genaues«, erklärt er sachlich. »Wir warten hier im Krankenhaus, sie lassen uns nicht zu ihm. Es sieht sehr ernst aus. Die Ärzte wollen nichts sagen, bevor sie operiert haben.«

»Was?«

»Paul wurde mit einem Krankenwagen ins Krankenhaus gebracht. Der Hubschrauber hätte nichts gebracht. Mehr wissen wir auch nicht.«

»Ein Hubschrauber?«

»Ja, aber es zeigte sich, dass der Krankenwagen schneller im Hospital sein würde als der Helikopter.«

Ich muss mich setzen. Zum ersten Mal seit mehreren Stunden. Es ist ernster, als ich gedacht hatte.

»Alles Gute, Margarita …«

Einige Zeit später ruft tatsächlich auch Armin van Buuren zurück.

»Was ist passiert? Ist es wahr, dass er gestürzt ist?«

»Ja, er ist gestürzt …«

»Aber wie geht es ihm? Hast du ihn gesehen? Hast du mit ihm gesprochen? Wie geht es ihm?«

»Er atmet …«

Schon wieder dieser merkwürdige Satz.

»Geht es ihm gut?«, frage ich, und noch mal: »Hast du mit ihm gesprochen?«

»Ich habe mit ihm vor dem Auftritt gesprochen, er war happy.«

»Hat er im Krankenwagen irgendetwas gesagt?«

»Er ist in guten Händen. Er ist im besten Krankenhaus Hollands. Mach dir keine Sorgen.«

Schweigen. Es zerreißt mich innerlich. Und es macht mich gleichzeitig nervös, wenn Menschen pausenlos betonen, ich solle mir keine Sorgen machen.

Leise sage ich: »Ich weiß nicht, ob du religiös bist oder an Gott glaubst, aber wenn du an Gott glaubst, dann bitte ich dich, bete für Paul. Er braucht das jetzt …«

Es ist alles zu viel. Ich fühle mich, als ob sich ein großes, dunkles Loch auftut.

Ich renne nun nicht mehr im Wohnzimmer auf und ab. Aber ich muss irgendetwas tun. Und das Einzige, was mir bleibt, ist die Möglichkeit, zu telefonieren und mit anderen zu sprechen. Ich rufe noch einmal den Tour-Manager an, der nach einer gefühlten Ewigkeit der erste Mensch ist, der mein Klingeln erhört.

»Wird Paul diese Nacht noch zurückfliegen?«, frage ich ihn.

»Nein …«, antwortet er leise. »Pass auf, wahrscheinlich ist es am besten, du nimmst dir einen Flug und kommst her.«

»Okay …«, sage ich. »Ich bin unterwegs.«

Gut …, wiederhole ich, mehr zu mir selber, und kümmere mich um einen Direktflug. Der aber erst am Sonntag gehen wird, wie ich mithilfe des Booking Agent herausfinde. Die Verbindung Los Angeles–Amsterdam ist nicht unbedingt Standard. Das aber bedeutet, dass ich noch unzählige Stunden hier feststecke, ohne zu wissen, was mit Paul geschehen ist. Ohne Möglichkeit, ihm zu helfen. Ohne ihn zu sehen.

Also beginne ich wieder zu rennen.

Und zu telefonieren, alle zehn Minuten, immer und immer wieder.

Es ist immer das gleiche Ritual. Ein Anruf von mir irgendwohin, raus in die Welt, mit der immer gleichen Frage: »Irgendwelche Neuigkeiten?«

»Nein, wir warten.«

Ich rufe meine Schwester an und schildere ihr möglichst schonungsvoll die Situation. Ich wage es nicht, meine Eltern anzurufen, aus Angst, sie könnten eine Herzattacke erleiden. Meine Schwester jedoch würde sicher die richtigen Worte finden … Ich spreche mit Alexa aus seinem Büro, auch mit seinem Anwalt, mit einigen engen Freunden von uns. Sie alle raten mir, nicht online zu gehen, mich zu beruhigen, und sie versichern mir, mich zu benachrichtigen, sollte es irgendwelche Neuigkeiten geben.

Ich bin allein. Auch wenn ich schwierige Situationen immer mit mir selbst ausgemacht habe, so weiß ich dieses Mal nicht, was ich tun soll. Weil ich überhaupt nicht weiß, was passiert ist.

Ich fange an, eine Tasche zu packen. In Holland ist es Winter, und ich weiß nicht, wie lange wir dort bleiben werden; wahrscheinlich nur für einen Tag, ehe wir in unser Zuhause nach Berlin zurückkehren können. Ich packe also leichtes Gepäck, seine Lieblingssachen, nur Bequemes und Kuschliges, er wird sicher frieren. Als ich meine Handtasche mit all den Dokumenten packe, stelle ich fest, dass meine Immigration Card für Europa fehlt – ohne sie kann ich nicht einreisen.

Ich schaue überall, öffne jede Schublade, jede Tasche, einfach alles und beginne wahnsinnig zu werden. *Wo ist sie?* Ich rufe in Pauls Büro an. Sie hätten eine Kopie, ich brauche aber das Original … Ginge in den nächsten Stunden ein Flug, ich könnte ihn nicht einmal nehmen, weil ich das Dokument, das mir erlaubt, ihn zu sehen, nicht finde!

Ich beginne wieder zu weinen, meine Augen sind geschwollen und brennen, ich bin müde und meine Nerven bringen mich um, und dann so etwas!

Ich muss diese Karte finden! Ich werfe alles durcheinander, die Wohnung ist ein einziges Chaos, aber sie taucht einfach nicht auf.

Um die Mittagszeit schaut die Hausverwalterin nach mir, sie hat online von dem Vorfall erfahren. Ich sitze weinend auf dem Teppich, hoffnungslos, wütend, traurig, erledigt, zitternd, verwirrt und mit den Nerven am Ende. Ich fühle Angst, Ohnmacht und Schmerz, weil mein Liebster verletzt ist und ich nicht in der Lage bin, ihm zu helfen. Ein Albtraum, aus dem ich einfach nicht aufwachen kann.

»Ich helfe dir«, sagte sie. Sie suchte im Esszimmer, ich im Schlafzimmer, dann wechselten wir, ehe sie im Gästezimmer suchte und ich im Wohnzimmer, ich war mir sicher, dass sie irgendwo sein musste, aber wo?

Die Stunden vergingen, und irgendwann war es Zeit zu gehen, das Taxi zum Flughafen wartete, aber wir hatten die Karte immer noch nicht gefunden. Ich wollte den Flug schon canceln und in Pauls Büro anrufen, um ihnen die Situation zu erklären … ich begann zu beten und weinte gleichzeitig, ich blickte Richtung Himmel und hoffte auf ein Wunder.

Etwas später stand ich auf, ging ins Badezimmer, wusch mir das Gesicht und lief ins Gästezimmer. Dort entdeckte ich plötzlich eine Handtasche auf dem Boden, die ich eine Zeit lang nicht benutzt und die ich auch noch nicht gecheckt hatte. Ich sah hinein, und – da war sie!

Ich rief die Hausverwalterin, wir lagen uns in den Armen, und ich musste mich beeilen, um den Flieger noch zu bekommen. Aber es war zu spät. Ich würde es nie in zwanzig Minuten zum Flughafen schaffen, normalerweise brauchte ich eine Stunde …

Ich rief den Taxifahrer an, der glücklicherweise noch in der Nähe war, »ich bin in fünf Minuten da«, sagte er. Ich eilte nach unten, und zum allerersten Mal, ich weiß bis heute nicht wie, habe ich es in zwanzig Minuten zum Flughafen geschafft. Ich checkte ein und war mit dem allerletzten Aufruf an Bord.

*

Im Flugzeug erleide ich weitere zehn Stunden Verzweiflung.

Die Maschine scheint sich überhaupt nicht vom Fleck zu bewegen, gleitet wie in Zeitlupe, und ich kann zur Ablenkung nicht einmal herumlaufen. Grauenhaft! Es kommt mir vor wie der längste Flug meines Lebens. Die Sekunden dehnen und strecken sich, als ob die Zeit über den Wolken gewaltsam verlangsamt würde. Als ob die Zeit ein Akkordeon wäre, das endlos in die Länge gezogen würde.

Im Gegensatz zu meinen Sorgen: Die verdoppeln sich mit jedem Herzschlag. In welchem Zustand ist Paul? Was denkt er? Wie fühlt er sich? Dieses Nichtwissen ist das Schlimmste. Wenn ich wenigstens wüsste, was genau in Holland vor sich geht, dann könnte ich tief durchatmen und überlegen, welche Schritte ich unternehmen muss. Nichts zu wissen ist dagegen Folter.

Also wackle ich weiter auf meinem Sitz im Flugzeug, vor und zurück, und schaue nervös aus dem Fenster. Ich kann nicht einmal telefonieren!

Das hole ich gleich am Flughafen in Amsterdam nach. »Irgendwelche Neuigkeiten?«

Das alte Ritual.

»Nein, wir warten.«

Ein Bus holt mich bei der VIP-Lounge ab und fährt mich nach Utrecht. Zuerst halten wir am Hotel, wo ich auf den Tour-Manager und den Booking Agent treffe. Beide wirken im Gegensatz zu mir ausgeruht; sie haben die Nacht über geschlafen. Allerdings sind sie außergewöhnlich steif. Normalerweise fallen wir uns alle überschwänglich um den Hals und geben uns Küsse zur Begrüßung.

»Hallo …« Heute ist es mehr ein ernstes Kopfnicken.

Dann fahren wir ins nächste Hotel, wo wir Pauls Mutter und ihren Freund abholen. Sie sind schon gestern angekommen. Pauls Mutter greift meine Hand. Wir umarmen uns.

»Hallo …«

Sie spricht nur Deutsch. Ich wiederum beherrsche ihre Sprache so gut wie überhaupt nicht. Aber wir verstehen uns mit Gesten und Blicken. Und diese Blicke sind traurig. Sehr traurig.

Pauls Mutter erzählt etwas, räuspert sich mehrmals, aber ich habe keine Ahnung, was sie mir mitteilt.

Wir halten unsere Hände.

»Dann lasst uns zum Krankenhaus fahren …«

Die Ruhe im Auto ist beängstigend.

Ich schaue aus dem Fenster, um mir die Stadt anzusehen, aber ich sehe nichts; mein Geist ist bei ihm, nichts ist wichtig außer Paul und seine Gesundheit.

Offensichtlich bin ich zu diesem Zeitpunkt die Einzige, die nicht weiß, in welchem Zustand Paul ist. In meinem Magen rumort es gewaltig.

»Was ist passiert?«, frage ich in die Ruhe hinein.

»Es gab ein Loch in der Bühne …«, sagt der Booking Agent stockend. Ich sehe die Augen des Fahrers im Rückspiegel, sehe, wie er mich betrachtet. Ich kenne ihn nicht, es ist irgendein Fremder, und es macht mich wahnsinnig. Ich will nicht, dass dieser Fremde von Pauls Leiden erfährt. Offensichtlich bin ich überdreht, überspannt, völlig durch den Wind.

»Erzähl es mir später«, sage ich.

Am Krankenhaus angekommen, will ich sofort losrennen, zu Paul, aber alle anderen um mich herum schleichen so bedächtig. So merkwürdig langsam.

Es ist Winter. Sehr kalt. Sehr grau.

Ich muss ihn sofort sehen, ich kann nicht länger warten. Ich renne.

*

»Sie können Paul jetzt nicht sehen.«

Es ist zehn Uhr morgens.

Ich bin endlich an seinem Zimmer angekommen, kurz davor, meinen Schatz in den Armen zu halten, aber ein Arzt hält mich auf. »Sie müssen warten, bis der Patient in ein neues Zimmer verlegt wird.«

Und zwar auf die Intensivstation.

Mir dämmert etwas. Und zwar das Schlimmste.

Aber ich muss warten. Immer nur warten!

Als wir dann endlich aufstehen dürfen und an einer Glasscheibe vorbeigehen, ist mir nicht wirklich klar, dass Paul dahinterliegen könnte, weil es vor allem technische Geräte sind, die sich dort stapeln, und weitere fremde Menschen, fremde, leblos wirkende Patienten, die sich alle in einem einzigen Raum befinden. Mir will immer noch nicht wirklich in den Kopf, dass auch Paul hier irgendwo sein muss, *mein Süßer*.

Als ich ihn endlich sehe, erkenne ich ihn nicht. Ich sehe Schläuche, eine Stütze, er ist an seinen Handgelenken und Füßen fixiert, trägt kein Shirt, ich sehe getrocknetes Blut … aber er sieht aus, also ob er schlafen würde, still, ruhend, regungslos, ganz anders als die Patienten rechts und links neben ihm. Die Krankenschwestern stechen Nadeln in seine Finger, um eine Reaktion hervorzurufen, aber er befindet sich im tiefsten Koma, sein Leben ist so zerbrechlich, eine falsche Bewegung und es wäre zu Ende …

Als ich endlich realisierte, dass Paul vor mir lag, dass meine große Liebe, die ich ein paar Tage zuvor noch in den Armen hielt, mit der ich zusammen lachte, tanzte, sang und kochte und mit der ich Pläne schmiedete für den Rest unseres Lebens, nun in einem Bett lag, nicht antwortete und nur von Schläuchen am Leben gehalten wurde … Mein Atem stockte, mein Herz raste, eine Leere füllte meine Venen … meine Augen konnten es nicht glauben, meine Stimme versagte. Von diesem Moment an brach meine ganze Welt zusammen und würde nie wieder dieselbe sein.

*

Wärme.

Das ist meine erste wirkliche Wahrnehmung. Eine Vorform von Wahrnehmung.

Kein Bild, sondern: *Wärme*. Angekommen zu sein. Wärme, die sich plötzlich im Raum verteilt.

Wärme.

Und irgendwann heute, irgendwann *jetzt*, kaum in der Lage, zu denken, zu verstehen, müssen wir das gemacht haben. Und daran kann ich mich erinnern. Weil es mit Margarita zu tun hat.

An sonst nichts.

Nicht einmal, wo ich bin.

Wärme.

*

Ich bin geschockt.

Irgendjemand begleitet mich aus dem Raum hinaus und bugsiert mich in das Arztzimmer. Ich bin völlig weggetreten. Irgendjemand übersetzt für mich die deutschen Sätze ins Englische, aber ich verstehe kaum etwas.

»Hirnschaden …«, höre ich von Weitem, »gebrochene Wirbelsäule …« Ich kann das alles immer noch nicht glauben. »Wir untersuchen noch, was ansonsten alles verletzt ist«, sagt der Arzt, »aber im jetzigen Zustand ist Paul im Koma. Sein Zustand ist sehr ernst. Gemessen an dem Sturz ist es ein Wunder, dass er am Leben ist.«

All das ist so bizarr, so fremd, so weit weg von meinem bisherigen Leben, so unwirklich in einem negativen Sinn, dass ich hoffe, jemand würde plötzlich »Versteckte Kamera!« rufen, wie bei einem der üblen Streiche, die wir gesehen hatten. Oder jemand würde mich aufwecken. Aus einem Albtraum. Auf jeden Fall kann das alles nicht real sein.

»Haben Sie das verstanden?«

Der Arzt spricht sehr sanft, freundlich, aber seine Aussage ist brutal. Und ehrlich.

»Wann wird es ihm wieder besser gehen?«, frage ich wie in Trance. »Wann können wir nach Hause fliegen?«

»Schauen Sie«, antwortet er, »das ist ein sehr langwieriger Prozess, und es könnte sein, dass Paul sich von diesem Sturz nie wieder erholen wird. Er hat einen heftigen Gehirnschaden; sein Gehirn wurde nicht an einer, sondern an fünf verschiedenen Zonen verletzt, was bedeutet, dass der Schaden fünfmal so schlimm ist. Jede Zone des Gehirns ist für eine spezifische Körperfunktion zuständig, und die Zonen, die betroffen sind, werden Probleme haben. Es ist möglich, dass er nicht mehr aufwachen wird, und sollte er doch, dann könnte es sein, dass er nicht mehr in der Lage sein wird, zu sprechen und zu laufen. Er wird womöglich ans Bett gefesselt bleiben; vielleicht wird er mit einer Vielzahl von Therapien Rollstuhl fahren können, aber er wird wohl nicht mehr in der Lage sein, zu gehen. Es könnte sein, dass er seine motorischen Fähigkeiten verliert und seine Bewegungen nicht mehr kontrollieren kann. Es ist möglich, dass er weder selber essen noch auf die Toilette oder Dusche gehen noch sich anziehen wird können. Es könnte sein, dass er nicht mehr weiß, wer seine Mutter ist, wer Sie sind oder wer er selbst ist, er wird womöglich keinerlei Erinnerungen haben, und da er wohl nicht sprechen wird, werden wir nichts Genaues über den Zustand seines Gehirns sagen können.

Wenn wir Glück haben und er sich erinnert, dann wird er für immer kurz oder lang anhaltende Erinnerungsschübe erleiden; er wird möglicherweise nicht in der Lage sein, Informationen in seinem Gehirn abzuspeichern. Darüber hinaus könnte es sein, dass er einen Persönlichkeitswandel durchmacht. Das bedeutet, dass die Person, die Sie kannten, nicht länger im selben Körper sein wird, sondern jemand komplett anderes.

Er wird womöglich nicht mehr in der Lage sein, seiner Profession nachzugehen; die Zone seines Gehirns, die für Kreativität zuständig ist, ist schwer betroffen, sodass er möglicherweise keine Musik mehr komponieren, geschweige auftreten wird können.

Er ist ein starker Mann, und Sie sollten glücklich sein, dass seine Lebenssinne noch funktionieren. Ich bitte Sie: Gehen Sie jetzt erst mal in Ihr Hotel und ruhen Sie sich aus. Sie werden von nun an viele, viele Stunden in Krankenhäusern verbringen.«

Aufwachen, denke ich.

Wie bitte? Was hat der Mann gesagt? Lang anhaltendes Schweigen. Meine Lippen beginnen zu zittern.

»Was ist denn der optimalste Zustand, den er erreichen könnte?«, frage ich in meinen Albtraum hinein. »Wann könnte er wieder nach Hause?«

»Ich kann Ihnen ehrlicherweise keine genaue Prognose geben«, antwortet der Arzt. »Vielleicht wissen wir in sechs oder acht Monaten Genaueres … Vielleicht auch erst in ein oder zwei Jahren.«

»Was?«

»Hirnschäden sind immer individuell. Jeder Schaden ist anders. In seinem Fall geht es nicht nur um einen Schaden, sondern sein Hirn wurde an fünf entscheidenden Punkten verletzt. Die zentralen Bereiche seines Körpers sind betroffen. Schauen Sie sich die Patienten in den Betten daneben an, die liegen hier seit Monaten.«

Ich habe diese Menschen gesehen. Es sind reglose Gestalten.

Hauthüllen.

Ich kneife in meinen Oberarm. Fest! Manchmal habe ich Albträume, die sich sehr real anfühlen. *Lass mich aufwachen! Bitte, jemand soll mich aufwecken. Irgendjemand!*

Aber der Arzt verschwindet nicht.

Ich atme.

Wie in Trance wanke ich zurück auf den Krankenhausflur. Ich kann kaum atmen. Das Ganze wäre mir niemals in den

Sinn gekommen; es ist so schwierig zu glauben oder gar zu verarbeiten. Ich fühle mich, als müsste ich mich übergeben, mir ist kalt und schwindelig, ich möchte schreien, was für ein entsetzlicher Albtraum!

»Warum ...?« Wie konnte das geschehen?

Ich kann einfach nicht verstehen, was passiert ist. Ich bin geschockt und verwirrt. Es will mir nicht in den Kopf. Ich erinnere mich an die Geschichten von Bekannten oder Freunden, denen etwas Schlimmes zugestoßen ist, und daran, wie ich betroffen zugehört habe – aber niemals, niemals hätte ich es für möglich gehalten, dass so etwas den wichtigsten Menschen in meinem Leben treffen könnte. Schicksalsschläge sind weit weg. Normalerweise.

*

»Ich werde nicht ins Hotel fahren«, eröffne ich dem diensthabenden Arzt. »Kann ich bitte hier übernachten? Im Krankenhaus. Ich brauche nur einen Sessel.«

Der Arzt schaut mich lange an.

»Zwischen neun Uhr abends und neun Uhr morgens ist es Menschen, die nicht zum Klinikpersonal gehören, leider untersagt, sich auf den Stationen zu bewegen. Es ist wirklich besser für Sie, wenn Sie sich einmal ausruhen. Sie brauchen neue Energie – für einen sehr langen Weg.«

»Darf ich Paul noch einmal sehen, bevor ich gehen muss?«

Ich zwinge mich, nicht zu weinen.

Der Arzt nickt.

Als ich die Tür öffne, liegt Paul in seinem Bett, als würde er schlafen. Seine Augen sind mittlerweile geschlossen.

Er ist so schön und sieht so friedlich aus. Und er ist da, das ist es, was zählt.

Aber wo ist sein Geist? Ist er in einem Traum, aus dem er nicht entkommen kann?

»Komm zurück zu mir, mein Lieber«, flüstere ich.

»Warum ist das alles passiert?«, sage ich aufgebracht in die Stille hinein. »Warum?«

Ich fühle mich schuldig. Ich hätte bei ihm sein müssen. Ich bin immer bei ihm, warum war ich es diesmal nicht? Warum ist er gefallen?

Ich bin völlig durcheinander.

Warum? Warum? Warum?

Immer wieder.

Und plötzlich durchfährt mich ein Gedanke wie ein Blitzschlag: *Nein*. Das ist nicht wahr. Paul wird wieder gesund werden. Er wird wieder der Alte sein! Ja, er wird, dieser Zustand ist endlich!

»Hey«, flüstere ich so zärtlich wie möglich in sein Ohr und streichle seine Wange.

Er scheint zu schlafen.

»Hey«, hauche ich und umschließe seine Hand. »Ich bin hier … an deiner Seite …« Ich halte seine Hand fester, küsse ihn auf die Stirn, und dann beginne ich leise zu singen. Um mich herum liegen all diese komatösen Patienten, manchmal stürmen Schwestern an mir vorbei, aber ich halte Pauls Hand in meiner und singe unser Lied von Depeche Mode. »*Somebody …*«

Er hat mir genau diesen Song vorgesungen, als ich krank war, als ich im Krankenhaus lag – nur dass seine Stimme sehr kraftvoll ist. Und meine Stimme eher brüchig und leise. Aber ich singe. Auch wenn mir die Luft wegbleibt und meine Stimme oftmals wegbricht, aber ich singe. Um die spürbare Traurigkeit aus diesem Raum zu vertreiben. Um ihm mit diesem Lied zu sagen, dass alles gut werden wird. Ganz bestimmt. Und wenn es Monate oder Jahre dauern wird. Und wenn ich alles dafür tun muss! Ganz bestimmt.

»Weißt du noch …«, flüstere ich.

Vor einigen Wochen hatten wir zusammen einen Film gesehen, *The Vow* (auf Deutsch: *Für immer Liebe*). Er handelt davon, dass eine Ehefrau nach einem Autounfall ins Koma fällt und sich danach an nichts mehr erinnern kann, auch nicht an ihren Ehemann. Obwohl er verzweifelt versucht, ihr Herz wieder zu erobern. Paul und ich hatten nach dem Film zueinander gesagt, das sei eines der schlimmsten Dinge, die einem Liebespaar widerfahren können.

Und nun scheint uns das Gleiche zu passieren.

Wird Paul mich noch erkennen?

Großes Fragezeichen.

Wird er seine Mutter noch erkennen?

Was wird passieren, wenn er aufwacht?

Wird er wirklich nicht mehr wissen, wer er ist? Diese Vorstellung, dass er seine Identität verliert und nicht einmal mehr seinen Namen kennt, quält mich.

»Somebody …«

Ich singe unser Lied. Und er ist ans Bett gefesselt. Es stört mich. Paul ist kein Gefangener. Warum haben die Ärzte seine Handgelenke und Füße derart fest fixiert?

Ich winke eine Krankenschwester heran und frage sie. »Manchmal bewegt er sich reflexartig ziemlich heftig hin und her«, antwortet sie, »trotz Koma. Aber seine Wirbelsäule ist gebrochen. Das ist zu gefährlich. Er hat bereits einmal den Katheder zerbrochen und muss deshalb fixiert bleiben.«

Der Körper verarbeitet durch die Bewegungen vielleicht auch den Schock, denke ich. Plötzlich wieder im Licht, nach der Dunkelheit, als müsse er kämpfen, so kommt es mir vor.

»Seine Arme sind so stramm ans Bett gefesselt«, sage ich verzweifelt. »Das muss doch nicht sein. Können Sie sie nicht wenigstens ein kleines bisschen lösen, bitte?«

»Sie können hier nicht einfach reinschneien und uns sagen, was wir zu tun haben«, bellt die Frau mich an. »Wir machen nur unseren Job.«

Ich bin so verzweifelt. Und zunehmend wütend. Für diese Frau ist das vielleicht ein Job, aber für mich liegt dort der wertvollste Mensch in meinem Leben. Und ich möchte nicht, dass er leidet. Ich würde all seine Schmerzen auf mich nehmen, wenn ich könnte, nur er soll nicht leiden.

Also beginne ich wieder zu singen. »*Somebody …*« Und plötzlich verändert sich Pauls Atmen. Beruhigt sich. Es wirkt nicht mehr so abgehackt, nicht mehr so hektisch; ruhiger. Ich bin mir sicher, dass er sich an dieses Lied erinnert. An *unser* Lied. Und wenn in seinem Gehirn, irgendwo, tief vergraben, noch eine solche Erinnerung vorhanden ist, dann gibt es doch Hoffnung!

»Hallo!«, rufe ich hektisch nach dem diensthabenden Arzt, »schnell, Paul erkennt dieses Lied!«

Die Antwort des Arztes ist allerdings ernüchternd.

»Bitte machen Sie sich keine Hoffnung. Ich will Sie nicht wieder enttäuschen, aber die Wahrscheinlichkeit, dass es sich dabei um einen Zufall handelt, ist sehr groß. Machen Sie sich bitte nicht zu viele Illusionen. Die Realität ist brutal.«

Um das zu demonstrieren, holt der Arzt eine spitze Nadel aus einer Kitteltasche. Die einzige Möglichkeit, um von einem komatösen Patienten irgendeine körperliche Reaktion zu erhalten, ist ein Stich in die Fingerspitzen. Eine Art erzwungenes Aufwachen. Um seine Augen zu untersuchen oder kurzzeitig Medizin einzuflößen.

»Es könnte sein, dass Paul nicht mehr von allein aufwacht«, sagt der Arzt und sticht ihm mehrmals in den Finger. »Er schläft nicht, sondern existiert lediglich noch auf einer tieferen Bewusstseinsebene.«

In der sogenannten Glasgow-Skala wird der Schweregrad einer Hirnschädigung ermittelt. Es gibt Kategorien, für die Punkte vergeben werden, darunter Augenöffnen, verbale Kommunikation und motorische Bewegungsreaktion. Paul befindet sich angeblich auf der vorletzten Stufe.

»Das ist alles …«

*

Der Arzt verlässt das Zimmer, und ich unternehme einen neuen Versuch. Paul und ich haben eine Geheimsprache, die nur wir beide verstehen. Eine Art Kauderwelsch-Mix aus verschiedenen Sprachen, mit Koseworten versetzt. Ich flüstere einige davon in sein Ohr und halte dabei seine Hand, wie wir es immer wieder getan haben, beinahe unentwegt, in den letzten fünf Jahren.

»Drück meine Hand«, flüstere ich.

Nichts passiert.

»Komm, Honey, bitte, wenn du mich hören kannst, drück meine Hand.«

Plötzlich nimmt Paul meine Finger und greift zu.

Ich erschrecke.

»Schnell!«, rufe ich einer Krankenschwester entgegen. »Er hat meine Hand genommen! Er versteht mich!«

Sie schaut mich gleichgültig an.

»Paul«, sage ich leise, »nimm die Hand der Krankenschwester und drück sie.«

Nichts.

»Come on«, sage ich, »mach es noch einmal!«

Nichts.

Die Krankenschwester betrachtet mich inzwischen voller Mitleid.

»Ich schwöre es Ihnen«, sage ich und schaue ihr in die Augen, »Paul hat eben meine Hand genommen.«

»Machen Sie sich bitte keine Hoffnung.«

Nichts.

Werde ich langsam wahnsinnig?

Danach gehe ich ins Hotel und heule. Ununterbrochen.

Trotz Jetlag kann ich nicht schlafen. Und immer noch nicht essen. Mein Magen ist wie verschlossen.

Das Einzige, was ich wirklich will, ist bei Paul sein.

Ich beginne am Computer zu schreiben, um all die Gefühle in mir ziehen zu lassen, um meine Ängste, meine Enttäuschung, meine Traurigkeit, meine Ohnmacht loszulassen. Gleichzeitig bete ich um sein Leben.

Ich kann es kaum erwarten, am nächsten Morgen bei ihm zu sein, und als ich auf der Station ankomme, dränge ich darauf, bei ihm bleiben zu können. Ich kann keine weitere Minute ohne ihn verbringen. Glücklicherweise bekomme ich die Erlaubnis, ins Krankenhaus zu ziehen und bei Paul auf dem Zimmer zu bleiben, und von diesem Moment an würden wir nie wieder getrennt sein.

*

»Paul ist von der Bühne gefallen. Aus Respekt vor Paul werden wir jetzt aufhören. Sorry. Bye.«

Sie konnten nicht weitermachen, weil ich mich in der Bühne komplett verheddert hatte. Ich hing da verloren drin. Was aber niemand wusste. Der Unterbau der Bühne musste zuerst zurückgebaut werden, um mich da herauszuholen: Für mich ist DAS der wahre Grund, warum die Show beendet wurde. »Respekt« ist Bullshit.

Die Erinnerung kehrt in Fetzen zurück, bruchteilig, zumindest für wenige Sekunden, ehe sie sich augenblicklich wieder verliert. Gedankensplitter. Die alle ebenfalls wieder, wie ein Blitzschlag, restlos verschwinden.

»Wissen Sie, was Ihnen passiert ist?«

Ein fremder Mann steht vor meinem Bett und behauptet, er habe mir diese Frage schon einmal vor vier Stunden gestellt. Und dann noch einmal vor zwei Stunden. Er sei Professor. Er habe sich schon mehrmals vorgestellt. *Keine Ahnung!*

»Wissen Sie, was Ihnen passiert ist?«

Ich schaue diesem fremden Mann in die Augen.

Er erklärt es mir.

Mir schwindet das Bewusstsein.

Als ich erwache, steht ein fremder Mann vor meinem Bett, sagt, er sei Professor, in einem Krankenhaus, und fragt mich, ob ich wisse, was passiert sei.

Nichts.

Also erklärt er es mir wieder. Aber ich kann mich nicht mal mehr daran erinnern, wer das sein soll. Und wenn er mir jetzt erzählt, wir alle leben auf dem Mars, dann hätte das auch seine Richtigkeit.

Wo bin ich?

Das Einzige, was ich wirklich weiß, ist, dass ich vor Schmerzen explodiere. Ich kann mich nicht bewegen. Ich will mich nicht bewegen! Weil es mich zerschießt! Ich bestehe nur aus Schmerzen. Oben, unten, in der Mitte. Links, rechts: SCHMERZEN.

Einmal flackert kurz ein Bild in mir auf. Utrecht; wie ein Blitz. Die Halle, in der es passiert ist. *Gedankensplitter.* Keine Diskothek. Das Utrecht Convention Center, in dem es zwei, dreimal im Jahr Veranstaltungen dieser Größenordnung gibt. Ansonsten zeigen da Autohersteller ihre neuen Modelle. Eine riesige Halle. Wie ein Festival, nur überdacht.

Gedankensplitter; ich werde von einem Fahrer abgeholt, dann hinter die Halle gebracht. Ein spezieller Eingang für die Künstler. Es gibt spezielle Ausweise, damit man als Künstler zu erkennen ist, für die Security, die nicht alle Gesichter kennen, dann den »Green Room«, eine Art Aufenthaltsraum für die Künstler, wo eine Bar steht, etwas zu essen, eine Art Gemeinschaftsbereich, und ein abgeschlossener Bereich, um sich locker zu machen, den Auftritt noch einmal durchzuplanen.

Gedankensplitter. In der Presse-Area habe ich noch einige Interviews gegeben, bin eine halbe Stunde vor der Show in den »Green Room« gegangen, habe meinen Computer angemacht, Kaffee getrunken, ganz wichtig. Ich schiebe nicht einfach einen Stick in den Computer, da gibt es kein Stereo-File, sondern alle musikalischen Elemente sind auseinandergezogen, einerseits die Drums, dann die HiHats, zum Schluss die Baseline, darüber die Melodie, der Gesang, all das führe ich nach und nach zusammen zu einer Produktion. Die sich ständig wandelt. Wenn ich an einem Abend das Gefühl habe, der Basslauf gefällt mir nicht, dann wechsle ich augenblicklich die Tonart. Und wenn ich das Gefühl habe, heute kommt ein Breakbeat viel besser, dann baue ich das ein.

Gedankensplitter. Die Computer, die später auf der Bühne stehen. Das ist ein bisschen anders als bei einem normalen DJ-Set-up. Bei meinem Auftritt gibt es vorher einen richtigen Aufbau, beziehungsweise einen Abbau der Sachen meines Vorgängers, das sind Bühnenelemente auf Rollen, viermal so groß wie ein handelsüblicher Speisetisch, vorn Keyboards, Controller, alles anders als das Klischee eines DJs, wo nur ein CD-Player steht. Das alles wird zur Seite geschoben, und dann geht's los mit meinem Kram: zwei Sequenzer, die sich die Daten aus den Computern holen, dann Mixer, Keyboards, Controller, die passen alle in einen großen Koffer, den ich überallhin mitnehme. Das andere Equipment wird lokal angemietet.

Gedankensplitter.

Ich habe ungefähr eine halbe Stunde gespielt. Es gehört zu meiner Performance dazu, dass ich nach vorn auf die Bühne gehe und hochspringe. Ein schöner, dynamischer Moment. Ich schaue die Leute an. Ich animiere sie, zu klatschen, das Leben zu feiern. Zumindest möchte ich das tun. Auf dem Weg zu einer Position, wo sie mich sehen. Normalerweise ist das alles gemarkert. Auch in der Dunkelheit deutlich zu sehen. *Normalerweise.* In Utrecht ist einfach nur ein Loch schwarz überspannt, ohne jede Markierung – und bei einem weiteren Schritt falle ich aus mehreren Metern in die Tiefe.

Mein Weg zur Musik

Es gibt ein Schlüsselerlebnis in meinem Leben: Ich war gerade elf Jahre alt – und *The Smiths* veröffentlichten ihre erste Single.

Für mich als kleiner Junge war mein Stern-Radio das Tor zur Welt. Dadurch hatte ich das Gefühl, nicht allein zu sein. Sondern ein Teil der großen Welt da draußen. Drüben, in der DDR, im zweiten Hinterhaus, wie ich gerne sage, fühlte ich mich eher wie ein Fremdkörper. Ich konnte nicht zu Konzerten gehen, also war Radio immer mein erster Berührungspunkt mit Musik – und jeden Mittwoch lief im RIAS von 14 bis 16 Uhr die Sendung »Zeitklang« mit Burkhard Rausch. In der letzten halben Stunde beschäftigte er sich mit den Top 10 der britischen Independent-Charts. Für mich waren es weniger die Musiker, mehr die Moderatoren, die diese spezielle Musik spielten. Deshalb klingen ihre Namen so stark bei mir nach: *Burkhard Rausch, Monika Dietl.* Heutzutage ist es oftmals unwichtig, wer da wo irgendetwas sagt, alles ist austauschbar, bis hin zur Stimmfarbe, Betonung, Klangfarbe – aber 1983, als »Hand in Glove« von *The Smiths* erschien, hat sich mein Leben verändert. Ich konnte kein Wort Englisch, aber diese Musik hat irgendetwas bei mir ausgelöst. Bei einem elfjährigen Jungen. Da habe ich zum ersten Mal verstanden: Musik hat eine Bedeutung. Das war etwas anderes als der Kram, der sonst den ganzen Tag zu hören war.

Man darf nicht vergessen: Ich wurde in ein System geboren, das heute beinahe wie »Disney World« anmutet. Die DDR erscheint inzwischen irreal, beinahe so, als ob sie nie existiert hätte – aber sie war sehr real in den Momenten, die wir erleben mussten. Die sich über viele Jahre hinzogen und lange nicht so spaßig waren, wie das in manchen Nacherzählungen anklingt.

Nur das Radiohören hat mich getröstet.

Ich habe gezielt Sendungen gehört – und wann immer meine Oma in den Westen fuhr, musste sie mir Kassetten kaufen und dann über die Grenze schmuggeln, damit ich *meine* Sendungen mit einem Radiorekorder aufnehmen konnte.

Dieses Hören hat mich geprägt. Selbst die ersten Vorläufer dessen, was man heute unter »elektronische Musik« summiert, irgendwann Mitte der Achtzigerjahre, habe ich bei Monika Dietl und Burkhard Rausch in ihrer Radio-Sendung aufgesaugt.*

Ich bin dieser elektronischen Klangfarbe schnell verfallen, weil es dort nicht um den herkömmlichen Herzschmerz-trallala-Mädchen-getroffen-getrennt-ich-bin-traurig-trallalala ging, sondern einfach nur um Musik.

Die Art der Töne, die Instrumentierung und wie das alles zusammengefügt wurde, saugte meine Aufmerksamkeit restlos auf.

*

Meine Eltern haben sich getrennt, als ich fünf oder sechs Jahre alt war; in Eisenhüttenstadt, wo ich geboren wurde. Danach ist meine Mutter mit mir nach Ostberlin gezogen, und von da an hatte ich nie mehr Kontakt zu meinem Vater.

---

* Es gibt ein Stück, das mich tief beeinflusst hat, über das heute allerdings keine Informationen mehr existieren. Es stammt von Ron Allen, der Titel lautet »transzendental EP«. Kein Mensch kennt das, auch online gibt es keinerlei Verweise, obwohl im Netz doch ansonsten die absonderlichsten Sachen dokumentiert sind. Aber das Stück existiert, ernsthaft, ich habe die LP erstanden. Ein Beweisstück. Sollte irgendjemand also über weitere Informationen zu diesem Titel verfügen, würde ich mich über eine Nachricht freuen.

Ich weiß kaum etwas über ihn.

Das einzige Mal, dass ich eine Nachricht von ihm erhalten habe, war im Umfeld des 50. Geburtstags der Stadt Eisenhüttenstadt. Damals bin ich vom Bürgermeister eingeladen worden, ob ich als Sohn der Stadt an besagtem Ehrentag nicht Musik auflegen könnte. Eine große Herausforderung, denn vor mir sollte eine beliebte Country-Band spielen (nach deren Schlussakkord wohl mehr Wodka-Flaschen als Musikinstrumente von der Bühne geräumt wurden). Im Vorfeld dieses Geburtstags war in der Lokalpresse ein Foto von mir abgedruckt worden, mit Artikel – einige Zeit später trudelte dann ein Brief in meinem Büro ein: *»Ich glaube, du bist mein Sohn …«*

Ich habe nicht geantwortet.

Allerdings habe ich meinen Vater nie vermisst. Und ich hätte es merkwürdig gefunden, ihm nach so langer Zeit gegenüberzustehen. Auch im Hinblick auf meine Mutter, die sich ihr Leben lang den Arsch aufgerissen hat, um mich großzuziehen. Um mir alles zu geben. Und dann meldet sich irgendwann der Erzeuger und sagt: *»Ach, übrigens, jetzt, wo das Schlimmste vorbei ist und du berühmt bist – hier bin ich, dein Vater …«*

Wobei das reine Spekulation ist.

Ich kenne ihn nicht.

Eine Kindheitserinnerung, die damit zusammenhängt, kann ich allerdings inzwischen besser einordnen. Einer meiner Lieblingsonkel stammte nämlich aus dem Westen, aus Bielefeld, wo der größte Teil meiner Familie wohnte. Da ich als Scheidungskind aufgewachsen bin, nahm dieser Onkel eine Art Vaterrolle für mich ein. Ich fand es deshalb auch immer ungerecht und habe es lange nicht verstanden, warum dieser Onkel nicht dauernd da sein konnte. Warum er mal antanzte und dann wieder wegfuhr. Ich verstand auch nicht, warum sich beim Abschied die ganze Familie im Kreis versammelte und das alles immer mit Tränen endete.

Aber es hat sich eingeprägt.

*

Ein anderes Mal bin ich zurückgekehrt, nach Eisenhüttenstadt, um für den TV-Sender ARTE eine Dokumentation zu drehen. Eine Szene von damals geht mir nicht mehr aus dem Kopf: Wir saßen in der Pause herum, und eine Mutter ging vorüber, um ihren Kleinen aus dem Kindergarten abzuholen; bepackt mit riesigen Einkaufstüten, die sie an einem Sandkasten abstellte, um erst einmal zwanzig Minuten mit ihrem Jungen zu spielen.

Das hat mich tief bewegt.

Sie war für ihr Kind da. Wir saßen an so einer Trasse in dieser rauen Stadt, zumindest wirkt sie manchmal so, wenn man nur auf die Plattenbauten schaut. Eine vierspurige Straße um uns herum und mitten in diesem Gewühl besagter kleiner Spielplatz. Und diese Mutter mit ihrem Kind.

Vielleicht hat diese Szene mich deshalb so bewegt, weil der Umzug nach Ostberlin ein so deutlicher Einschnitt war. Dort war ich anfangs der Depp und Außenseiter. Aber ich habe mich reingefunden, in die Mentalität der Ostberliner mit ihrem eigenen Charme. Dieses »Ihr seid aus der Zone – wir sind Berliner«. Meine besten Freunde waren bezeichnenderweise nicht aus meiner Klasse. Da ich nicht in der Nähe meiner Schule wohnte, hatte ich einen anderen Freundeskreis.

Besser so, vermutlich, denn bald wurde meine Mutter regelmäßig in die Schule zitiert, weil ich mich weigerte, in die NVA einzutreten. Kriegsdienstverweigerung in der DDR, das war kein Kavaliersdelikt. Meist saß ein Stasi-Offizier im selben Raum mit der Schuldirektorin, um meine Mutter zu überzeugen, dass es ihre sozialistische Pflicht sei, ihren Sohn umzustimmen. Um im sozialistischen Vaterland Grundwehrdienst zu leisten.

Mutig?

Nein, mit fünfzehn, sechzehn, war das eher eine Form von Pubertätsrebellion. Allerdings hatte ich das Glück, dass meine Mutter nicht zu den Kommunisten gehörte, sondern mich ein Stück weit darin unterstützte, meine eigenen Gedanken zu entwickeln. Dinge zu hinterfragen. Anders wahrzunehmen. Ich bekam zu Hause also keinen Tritt in den Arsch, weil das Familienoberhaupt aufgrund meiner Weigerung, in die Partei einzutreten, befürchten musste, seine Position im Unternehmen zu verlieren.

Bald schon zeichnete sich jedoch ein neues Ziel am Horizont ab: Ausreise.

Für meine Mutter wurde klar, dass ich in diesem System, in diesem Staat, mit meinem Freigeist, zu dem sie mich erzogen hatte, nur immer wieder an neue Grenzen stoßen würde. Und dass dieses Anstoßen aller Wahrscheinlichkeit nach Gefängnis bedeutete. Wir hatten diese Folgerichtigkeit schon im Freundeskreis erlebt.

Es gab auch einen Indikator dafür, dass ich nicht problemlos durchkommen würde. Dazu muss ich vorausschicken, dass ich relativ gut in der Schule war. Folglich erhielt ich am Jahresende immer eine Auszeichnung – eine Urkunde für gutes Lernen an einer sozialistischen Schule. Das hatte nichts mit Sympathie zu tun, sondern war eine schulische Vorschrift: Immer dann, wenn ein Schüler mehr Einsen als Zweien und keine Drei im Zeugnis stehen hatte, gab es diese Auszeichnung.

Und wenn man zehn von diesen Auszeichnungen gesammelt hatte, wurde einem automatisch erlaubt, auf die EOS zu gehen, die Erweiterte Oberschule, um dort Abitur zu machen und später zu studieren. Das alles war Vorschrift. Kein Wohlwollen.

In der 8. Klasse bekam ich diese Auszeichnung nun plötzlich nicht mehr zugewiesen. Obwohl ich mehr Einsen als Zweien und keine Drei im Zeugnis hatte und obwohl es all die Jahre so gehandhabt wurde, wurde ich stillschweigend übergangen.

Daraufhin machte meine Mutter tatsächlich eine »Eingabe« bei der dafür vorgesehenen »Eingabe-Zentrale«. Weil man schließlich nicht an den Vorschriften vorbeihandeln dürfe und es daher nicht sein könne, dass man mir eine Auszeichnung vorenthalte.

Und ihrer Eingabe wurde tatsächlich stattgegeben. Unglaublich.

Selbst in einem Regime wie der DDR führte kein Weg an bürokratischen Vorschriften vorbei.

*

Ich war relativ früh relativ selbstständig.

Mit zwölf, dreizehn Jahren bin ich das erste Mal ausgegangen. In der DDR gab es allerdings nur einen Ort dafür, die sogenannten »Club-Gaststätten«. Diese waren in jedem Viertel zu finden, die wiederum alle gleich, nämlich in Blöcken, aufgebaut waren. Es gab immer eine Schule, eine Kaufhalle und eben eine »Club-Gaststätte«. Tagsüber befand sich in diesen Gebäuden die Schülerversorgung, also das Mittagessen. Abends wurden die Stühle aus dem Raum getragen, und eine fahrende Diskothek mit zwei Lautsprechern kündigte sich an. Sie bestand aus mehreren Tapedecks und natürlich einem Ansager. »*Und jetzt, hallo, jetzt kommt der neueste Hit von Modern Talking!*«

Mein Musikgeschmack war meistens nicht vertreten.

In Lichtenberg, wo ich groß geworden bin, gab es einen Laden namens Kalinka, und da ich jeden Mittwoch und jeden Sonntag dort abhing, lernte ich nach und nach die anderen Besucher kennen. Kinder. Jugendliche. Eine große Clique. Hin und wieder sind dann Stammgäste nicht mehr aufgetaucht. An einen kann ich mich noch gut erinnern, *Burkhard*, er war plötzlich weg. Von heute auf morgen. Ohne Verabschiedung. Entweder ist er ausgereist (ich hoffe, es geht ihm gut), es kann aber auch sein, dass er »verschwunden« ist. Das kam vor. Es gibt neben den offiziellen »Mauertoten« eine große Dunkelziffer an Menschen, die es nicht mal bis zur Grenze geschafft haben. Um dieses Kapitel aufzuarbeiten, wird aber vermutlich noch einige Zeit vergehen müssen. Exakt so lange, bis diejenigen, die in irgendeiner Art und Weise mit dem System verbandelt waren, nicht mehr leben.

Aber ich wollte eigentlich von den »Club-Gaststätten« erzählen und wie wichtig sie für meine Entwicklung waren. Ich habe nämlich schon relativ früh damit begonnen, die Technik dieser fahrenden Diskotheken zu betreuen. Also Kabel löten, beim Auf- und Abbau helfen, solche Sachen, um mir mein erstes eigenes Geld zu verdienen. Was mich noch ein wenig unabhängiger machte, jedenfalls musste ich meine Mutter nicht um eine Taschengelderhöhung bitten.

Auch das ist eine große Leistung meiner Mutter: dieses Vertrauen in mich. Mir Freiraum zu geben, mich zu entwickeln. Sie hat mich in diesem jungen Alter schon allein herumziehen lassen.

*

1988 gab es das BCM Dance Festival in Westberlin. Monika Dietl, eine SFB-Moderatorin, hat live von dort berichtet. Ich wusste, es ist um die Ecke. Aber ich konnte nicht hin.

Die Grenze.

Auch das UFO, einer der ersten Techno-Clubs, ursprünglich in der Köpenicker Straße angesiedelt und damit nur etwa fünfhundert Meter Luftlinie von meinem Wohnhaus entfernt – es gab für mich keine Möglichkeit, dort jemals hinzugehen.

Ich wurde also zunehmend frustriert. Bockig.

Ich wollte unbedingt aus der DDR ausreisen.

Und das hieß: warten.

In diesen Monaten, als der Ausreiseantrag lief, habe ich mich von den Menschen, den Freunden, zu denen ich ein sehr nahes Verhältnis hatte, mehr und mehr distanziert. Ohne mich zu erklären. Es war für mich klar: Irgendwann werde ich gehen. Darüber darf ich aber nicht sprechen. Und zu diesem Zeitpunkt war es schlichtweg so, dass die Möglichkeit, diese Menschen jemals wiederzusehen, gen null tendierte. Ich hätte nicht zurückgedurft, nicht einmal zu Besuch, meine Freunde wiederum durften nicht raus – also blieb mir nichts anderes übrig, als mich mental und emotional auf einen endgültigen Abschied vorzubereiten.

Ich kann mich noch gut erinnern, wie wir eine Freundin, deren Familie ebenfalls einen Ausreiseantrag gestellt hatte, zum sogenannten »Tränenpalast« in die Friedrichstraße begleiteten. Sie durften *weg* – und einer der Volkspolizisten drückte mich mit seiner Kalaschnikow zur Seite, damit die Verabschiedung nicht zu innig ausfiel.

So etwas in der Art würde auch mir und meiner Mutter blühen.

Nach der offiziellen Antragstellung sind wir erwartungsgemäß einbestellt worden. In das »Ministerium des Inneren«, also zur Stasi, die offiziell natürlich nicht so genannt werden durfte. Vorgeladen zur »Befragung«. Einer der Offiziere bot mir an, das Abitur zu machen, sogar eine eigene Wohnung sollte ich zur Verfügung gestellt bekommen, wenn ich mich nur verpflichtete, in meinem Vaterland zu bleiben. Meine Mutter wiederum hätte problemlos ausreisen können. Ohne mich. Aber meine Mutter war der einzige und wichtigste Bezugspunkt in meinem Leben. Mit ihr hatte ich die letzten Jahre verbracht.

Ich schaute auf den Boden.

Allein die Tatsache, einem Sechzehnjährigen ein solches Angebot zu machen, zeigt mir, wie unmoralisch dieses System agierte.

Ich lehnte ab.

Von diesem Zeitpunkt an lebten wir in unserem Zuhause wie Touristen. Die offizielle Ansage war: Jeweils ein Koffer für mich und ein Koffer für meine Mutter ist erlaubt. Also haben wir versucht, alles, was im Haushalt überflüssig war, abzustoßen. Weil es schnell gehen konnte. Wenn man Glück hatte, innerhalb von achtundvierzig Stunden. In der Regel kam aber vierundzwanzig Stunden vorher der Bescheid, dass man jetzt gehen dürfe. Also musste.

Zusätzlich zur offiziellen Erlaubnis benötigten wir noch einen »Laufzettel«. Das bedeutete, wir mussten bei allen öffentlichen Institutionen der DDR auflaufen und uns mit einem Stempel beglaubigen lassen, dass wir keine Schulden hatten oder sonstige Verpflichtungen offenstanden. Das konnte zum Beispiel die Bauernbank sein, mit der ich als Schüler zwar noch nie etwas zu tun gehabt hatte, von der ich mir aber einen Stempel abholen musste, dass ich keinen Kreditvertrag abschließen wollte.

Mit einem Wort: Schikane.

Die Reduzierung auf einen Koffer bedeutete einen Bruch in meiner Biografie, den ich bis heute spüre. Ich habe so gut wie nichts aus meiner Kindheit behalten dürfen. Keine Andenken, keine Fotos. *Nichts.* Die Frage, die uns damals beschäftigte, war: Pullover, Hose – oder Fotoalbum? Also stapelten sich in meinem Koffer Schuhe, Socken, Unterwäsche. Eben all das, was man erst mal zum Überleben in einer neuen Welt braucht. Dagegen kaum Bilder aus meiner Kindheit. Außer den Fotos, die meine Oma schon vorher gesammelt hatte, besitze ich nichts Eigenes, also keine Prints, die meine Freunde zeigten oder die mir wichtig waren.

Ein weiteres Problem bestand darin, dass ich meinen Hund mitnehmen wollte. In diesem Alter ist ein Tier das wichtigste Wesen neben den Eltern. Ich wäre also nicht ohne Bella gefahren. Eine Mischung aus Terrier und Schnauzer – und ein kleines Knäuel mit viel Energie. In der DDR hingegen war der Hund eine Ware. Ich brauchte also einen Warenausfuhrschein (oder so ähnlich). In mehreren Schichten haben wir dann ungefähr achtundvierzig Stunden angestanden, um diesen Wisch für Bella zu erhalten.

Letztlich sind wir mit zwei Koffern und Hund ausgereist. Bella war völlig durch den Wind. Ich habe sie japsend auf dem Arm gehalten, hechelnd hinein in den Zug, und immer noch unentschlossen, beziehungsweise sehr entschlossen: *Wenn jetzt doch noch ein Soldat den Hund einbehält, dann steige ich aus dem Zug wieder aus …*

Für uns als Ostberliner wäre es ein Leichtes gewesen, einfach die S-Bahn nach Westberlin zu nehmen, aber nein, der Reiseweg war die letzte Schikane, die man uns noch antun konnte. Wir wurden in einen Zug nach Rostock gesetzt, der dann weiter nach Lübeck fuhr, Richtung Hamburg; wir hatten dort Freunde, bei denen wir zuerst unterkommen sollten.

Die Züge in den Westen hatten keine Anschlussverbindungen. Wir verbrachten die Nacht in Rostock auf dem Bahnhof, bevor sich endlich, ganz früh morgens, ein Zug nach Hamburg in Bewegung setzte.

Ich erinnere mich noch gut: Wir haben nach der Begrüßung irgendwo an einer westdeutschen Autobahnraststätte gehalten, zum ersten Mal – und von dem Moment an habe ich vier Tage lang geschwiegen. Es war ein Schock. Diese kleine Tankstelle war besser ausgestattet als jeder DDR-Konsum, den ich jemals zuvor gesehen hatte. Schokoriegel, die ich kannte, weil Oma sie immer zu Weihnachten mitbrachte, einen, vielleicht zwei – aber hier waren die Regale vollgestopft. Und in dem Moment, wo ich den Riegel aus dem Regal nahm, kam ein Mitarbeiter und füllte die Lücke wieder auf. Dieses Übermaß an Konsum überforderte mich komplett.

*

Als dann die Mauer fiel, saß ich in Hamburg.

Eine Woche nach unserer Ausreise!

Es war der 9. November 1989, und es gab keinen Grund anzunehmen, dass dies ein welthistorischer Tag sein würde;

wir saßen in Hamburg und glotzten Fernsehen. Und plötzlich schlängelte sich ein News-Band am unteren Bildschirmrand, mit der lapidaren Aussage: Die Mauer ist gefallen. Kurz darauf klingelte auch unser Telefon. Verwirrung. Offensichtlich hatte Günter Schabowski während einer Pressekonferenz über eine neue Reiseregelung geplaudert, irgendwas vorgelesen, ohne die Bedeutung zu verstehen (was auch einiges aussagt über die Qualität und den Intellekt der Politiker in der DDR).

Zum Glück für alle! Ich war siebzehn, hatte Tränen vor Freude in den Augen, die ganze Welt schien offenzustehen, Live-Berichte von der Maueröffnung – während meine Mutter erstarrte.

Sie freute sich nicht.

Ihr stand dramatisch vor Augen, dass sie alles verloren hatte. Schmerzhaft. Wir hatten zwar keinen Luxus in der DDR besessen, aber doch zumindest eine Waschmaschine, Wohnzimmermöbel, Geschirr, eben all das, was ein Haushalt benötigt. Und nun mussten wir in der BRD bei null beginnen.

Mit nur einem Koffer.

Während gleichzeitig all die Leute, die wir hinter uns lassen wollten, die das System der DDR gestützt hatten, darunter auch dieser Arsch, der mich als Sechzehnjährigen aufgefordert hatte, meine Mutter abzuschieben, während all diese Leute, die zutiefst unmenschlich mit ihren Mitmenschen umgegangen waren, uns nun wieder über die Füße liefen.

Und sie hatten dieselben Freiheitsrechte wie wir.*

---

* Kleiner Einschub: Man darf nicht vergessen, dass der Wohlstand der Bundesrepublik Deutschland zu einem nicht unerheblichen Teil durch die Arbeitsleistung der Menschen in der DDR entstanden ist. Die Bundesrepublik hatte das große Glück, so etwas wie ein »Billiglohnland« direkt vor der Haustür vorzufinden. Man musste nicht nach Afrika oder Bangladesch fliegen, nein, alles war nebenan. Hätte Franz Josef Strauß nicht großkotzig propagiert: »Wir tun das alles für unsere armen Landsleute in der DDR«, um damit das System mit überflüssigen Krediten noch weiter am Leben zu erhalten, dann wäre dieses ganze Gebilde schon viel früher kollabiert.

Einige Monate später überwog dann aber doch eine, nennen wir es: größere, historischen Warte und damit eine positive Sicht auf die Ereignisse. Für Millionen Menschen bedeutete es Freiheit. Und ich war ohnehin euphorisch gestimmt. Mit der Nachricht von der Maueröffnung fuhr ich unverzüglich zurück nach Berlin. Um alles nachzuholen. Hinein in die Clubs. Um all das, was sich über Jahre an Energie angestaut hatte, aus mir herauszutanzen.

*

Es lag etwas in der Luft. Es war beinahe schon magisch. Ich musste nicht nach einer Party oder einem leerstehenden Haus suchen (da war ich auch gar nicht der Typ dafür), ich brauchte mir auch keine Gedanken darüber zu machen, wo man einen Plattenspieler hinstellen und eine Party machen könnte – das Großartige an Berlin in dieser Umbruchsphase war, dass es eine Menge Leute gab, die das Gleiche wollten und überall eine Möglichkeit fanden. Wie gesagt, es war ein Zusammenspiel verschiedener Faktoren, auch ein Zusammenwachsen verschiedener Mentalitäten. Ich war ja nicht der Einzige, der auf der anderen Seite des Flusses gesessen und Radio gehört hatte, um diese Energie aufzusaugen. Von dem Wunsch beseelt: *Ich will da auch mal hin.* Als dann die Mauer fiel, ist diese ganze angestaute Energie, diese Leidenschaft, sich mit Musik auseinandersetzen zu wollen, auf die Semi-Professionalität der damaligen Berliner Club-Szene gestoßen – und in der Kombination sind große Sachen entstanden.

Gerade in Berlin, in meinem Umfeld, unmittelbar nach dem Mauerfall, während sonst überall im wiedervereinigten

Deutschland dieses Geblubber zu hören war: Die Wiedervereinigung sei in den Herzen und Köpfen noch nicht vollzogen, der Westdeutsche bleibe für sich, der Ostdeutsche verweigere sich – nein, in meinem Umfeld spielte das alles nie eine Rolle. Gerade in der, platt gesagt: Techno-Szene war die Wiedervereinigung Realität. Es spielte überhaupt keine Rolle, ob du im Prenzlauer Berg wohntest oder in Friedrichshain, in Kreuzberg oder in Schöneberg. Es ging allenfalls darum, dass du ein netter, toleranter, respektvoller Mensch warst. Wir sind zusammengekommen, um zu tanzen, wir hatten dieselbe Vorstellung, wie Musik sein sollte, und davon, wie die *Freiheit*, die damit verbunden war, sich ausdrücken sollte.

Und das haben wir zelebriert und gelebt.

All das Neue, der welthistorische Umbruch, unsere Sehnsüchte, sollte sich auch in einem neuen Sound manifestieren. Wenn man überhaupt eine Einteilung in Ost und West vornehmen wollte, dann höchstens diese, dass das Veranstaltungsknowhow der Westberliner auf die Energie und Kreativität aus dem Osten traf, die sich zwangsläufig angestaut hatte. Und *gemeinsam* führte dieses Gemisch zu einer kulturrevolutionären Explosion.

Ich mag in diesem Zusammenhang den Begriff »Underground« nicht, denn es gab keinen. Es gab *nichts*. Es gab Anfänge von House in Chicago, es gab den industriellen Sound aus Detroit, darauf basierend den Berlin-Techno, eine Abwandlung des Detroit-Techno, wenn man so will, aber dieses Drivende, Melodische, das beispielsweise Trance ausmacht, das gab es nicht. Das ist maßgeblich in Berlin und teilweise in Frankfurt entstanden.

Gemeinsam.

*

Kurz nach der Maueröffnung habe ich nach den alten Freunden gesucht, aber es war schwierig, die vorherige Vertrautheit und Herzlichkeit wiederherzustellen. Obwohl ich mein Verhalten zu erklären versuchte, blieb eine Fremdheit zwischen uns bestehen. Dieser Bruch zwischen uns ließ sich nicht durch eine historische politische Umwälzung beheben. Weil ich mich über einen längeren Zeitraum hinweg innerlich von ihnen verabschiedet hatte. *Für immer.*

Ansonsten war mein Alltag von ganz profanen Fragen bestimmt: Wovon sollte ich leben? Wo sollte ich wohnen?

Mit meiner Ausbildung als Facharbeiter für Nachrichtentechnik konnte ich in Westdeutschland nicht viel reißen. Ich hatte in der DDR kein Abitur machen dürfen, aufgrund des Ausreiseantrags, daher die Ausbildung. Die ich dann auch noch abgebrochen hatte, weil zwischenzeitlich der Ausreiseantrag genehmigt worden war.

Ich bewarb mich bei allen möglichen Kommunikationsunternehmen, die mir einfielen, erhielt aber jedes Mal unverzüglich eine Absage mit dem Hinweis, der Ausbildungsstand, über den ich verfügte, entspräche dem technischen Standard von vor etwa zwanzig Jahren. Das war nicht unbedingt motivierend. Eine naheliegende Option wäre es gewesen, als Hilfsarbeiter zu jobben. Das wiederum war nicht unbedingt das, was ich mir vorgestellt hatte. Ich wollte schon einen Beruf lernen, oder zumindest meinen Lebensunterhalt verdienen. Und das am liebsten in Berlin.

Meine Mutter drängelte: »Du kommst jetzt zurück nach Hamburg, du musst was machen mit deinem Leben.«

Zurück nach Hamburg? Und was sollte ich dort anstellen?

Es war ein Dienstag, ich wusste nicht weiter und erinnerte mich daran, im Keller von meinem Opa oft mit Holz herumhantiert zu haben. Vielleicht könnte das etwas sein, dachte ich und rief bei einer Tischlerei an. Die waren nicht abgeneigt. Also habe ich mich mittwochs vorgestellt, ohne Bewerbungsmappe, und donnerstags dort angefangen. Um unverzüglich danach bei meiner Mutter in Hamburg anzurufen: »Tut mir leid, ich kann nicht zu dir zurück, ich habe hier eine Lehrstelle.«

Als Tischler.

Hoffmann & Gäbeler hieß die Tischlerei, sie war auf den Ausbau von Gaststätten spezialisiert. So ziemlich in jeder Kaschemme, die Berlin zu bieten hat, bin ich mal gewesen und habe einen Kühlschrank oder sonst etwas eingebaut. Vielleicht steckt in einer dieser Kneipen sogar heute noch eine Schraube, die ich irgendwann mal in die Wand gedreht habe.

Gewohnt habe ich zunächst bei Freunden meiner Mutter im Gästezimmer, später dann zur Untermiete bei Arbeitskollegen. Hauptsache: Berlin.

Im letzten Ausbildungsjahr allerdings, als es darum ging, sich auf das Gesellenstück zu fokussieren, wurde mir mein Doppelleben zu aufreibend. Musik versus Blaumann. Eines war dabei schnell klar: Meine wahre Leidenschaft ist nicht der Holzwurm. Die Entscheidung für oder wider Lehre war komplex, ich habe nicht einfach blauäugig gekündigt. Zwar verdiente ich damals als Wochenend-DJ schon mehr Geld, als meine Vollzeitstelle als Tischler-Azubi abwarf, aber die Frage, die mich umtrieb, war sehr realistisch: Was wird in zehn Jahren sein?

Selbst einige Jahre später habe ich in einem Interview auf die Frage »Wie lange kann man so etwas eigentlich machen?«

voller Überzeugung geantwortet: »Ich denke, wenn man dreißig ist, dann ist auch gut.«

Diese Zahl habe ich inzwischen überschritten.

*

In der ersten Zeit in Berlin, kurz nach dem Mauerfall, musikversessen, habe ich auf meine zwei Mark geschaut und mich gefragt: »Trinke ich jetzt etwas, oder esse ich?«

Das ist kein Klischee, keine romantisierte Anekdote, es war so.

Einige Zeit später kam noch das teure Hobby elektronische Musik dazu. Dann habe ich mir gesagt: Wenn ich jetzt drei Tage nichts esse und nichts trinke, kann ich mir am Freitag *diese* Platte kaufen.

Vielleicht stammt aus dieser Phase meine Passion, meine tiefe Liebe zur Musik, denn wenn du drei Tage weder isst noch trinkst, dann muss die *eine* Platte verdammt gut sein.

Ich erinnere mich noch daran, wie ich mir auf einem Flohmarkt für sechs Mark das Grundgerüst eines Plattenspielers kaufte. Es bestand aus nicht mehr als einer Hülle, also dem Teller mit Motor und Riemen. Ein uralter Dual-Plattenspieler, bei dem man allerdings das Tempo einstellen konnte. Zum Mixen unbedingt notwendig.

Bis 1994 konnte ich mir keinen dieser teuren Technics-Plattenspieler leisten. Ich war arm.

Aber ich bin dankbar dafür, dass ich unter erschwerten Bedingungen mixen gelernt habe, denn alles, was später kam, jede technische Neuerung, fiel mir sozusagen in den Schoß. Zu Beginn hatte ich nur ein altes Tapedeck, das spielte einen Song, und in diesen Sound hinein mischte ich die Klangfarbe einer Schallplatte. Mehr war nicht möglich in den Anfangszeiten. Umso abenteuerlicher war der Vorsatz, Übergänge zu schaffen. Ohne etwas an den Tracks zu verändern. Ich produzierte Kassetten damit, für mich und meine Freunde, die wir uns im Auto anhörten, wenn wir zu irgendwelchen Veranstaltungen oder Clubs fuhren.

Einer meiner Freunde kannte jemanden, der jemanden im Tresor kannte, wo wir oft waren, und empfahl eines meiner Autofahr-Tapes – weil ich *andere* Sachen spielte. Nicht den üblichen Detroit-Techno. Und dadurch kam es zu meinem ersten Gig.

Im März 1991 habe ich das erste Mal vor Leuten gespielt. *Over the moon.*

Das erste Mal selber auflegen, in so einem berühmten Club! Zu Hause, in meinem Azubi-Zimmer, mit dem alten Plattenspieler, ohne Bass, ohne Höhen, da klang das alles ganz nett – aber im Tresor gab es ein gigantisches Bassrohrsystem. Plötzlich habe ich Sachen gehört, von denen ich nicht einmal geahnt hätte, dass sie auf meinen Platten zu finden waren.

Ich schwebte. Und ich wusste: Das ist genau das, was ich machen möchte.

Mit meiner kleinen Auswahl an Platten. Denn mein Musikgeschmack war auch damals schon nicht gewöhnlich. Mir ging es – und das ist übrigens bis heute unverändert – nicht darum, die Top 40 runterzujubeln, und glücklicherweise gab es immer Leute, die genau das zu schätzen wussten. Sie kamen, um mit mir gemeinsam diese Musik zu erleben, zu *hören*. Der Tresor war kein Ort, an dem es vornehmlich ums Anbandeln ging, auch nicht ums Saufen, während im Hintergrund Chartsmucke dudelt. Es ging um die Musik.

Vielleicht war diese Leidenschaft ansteckend. Auf jeden Fall durfte ich bald darauf für den »Zündfunk« des Bayerischen Rundfunks eine Stunde Programm gestalten. Auch diese Sendung gestaltete ich nur aus einem Mix, den ich in meiner Azubi-Bude zusammengestellt hatte.

Im Laufe der Vorbereitung für diese Sendung ergab sich allerdings ein Problem, das mich bis heute prägt. Wortwörtlich.

Die vorangegangene »Zündfunk«-Sendung über elektronische Musik hatte DJ Hell gestaltet, und ich sollte nun die zweite machen – dazu brauchte ich allerdings einen DJ-Namen. *Matthias Paul* klingt irgendwie nicht so prickelnd, auch dann nicht, wenn man ein fettes »DJ« davorschreibt. Weil nun ein Großteil der Musik, die ich mochte, aus Belgien stammte, war es eine naheliegende Idee, mir einen ähnlich klingenden Künstlernamen zuzulegen: *Paul van Dyk*. Der Name passte. In der Anfangszeit war auch jedem klar, dass das »y« in dem Künstlernamen wie »ü« ausgesprochen wird, aber je internationaler die Auftritte wurden, desto mehr verselbstständigte sich der Künstlername hin zum ausgesprochenen »ei«. Im Grunde ist es egal.

Nicht nur der Name ist mir aus dieser Zeit geblieben, sondern auch meine Faszination fürs Radio. Ich liebe es unverändert. Radio hat mich geprägt, auch weil ich nicht wegkonnte aus der DDR. Aus dem konzentrierten Hören vor der Box stammt mein – das klingt jetzt vielleicht etwas hochtrabend – *reines* Verhältnis zur Musik. Was sicher auch daran liegt, dass ich keine Magazine lesen konnte. Ich wusste nicht, wie die Musiker aussahen, ich konnte nicht zu ihren Konzerten gehen, in der Anfangszeit nicht mal ihre Schallplatten kaufen. Ich hatte nur die Musik. Im Moment des Abspielens.

Dieses heutige Reißbrettsystem, nach dem Musiker bis aufs kleinste Details geprägt, gecastet und aufgebaut werden, vor allem über *Storys* in den Medien, ist mit der Zeit, in der ich mit Musik groß geworden bin, nicht zu vergleichen.

Bei den jüngeren DJs beobachte ich manchmal den Unterschied. Da gibt es welche, bei denen der künstlerische Aspekt keine Rolle spielt. Da geht es nur ums Saufen, um Drogen und um Frauen. Allerdings sind die dann auch nach einem Jahr wieder von der Bildfläche verschwunden. Wenn ich zurückdenke, dann gab es einige DJs, die nach oben gespült wurden, ihre Musik lief rund um die Uhr im Pop-Radio, und heute weiß man nicht einmal mehr, wie die hießen.

Mich interessiert bis heute nicht, wie die Musiker aussehen oder was sie außer ihrer Musik sonst so zu kommentieren haben. Mich interessiert einzig, was sie über ihre Musik aussagen.

In den letzten Jahren hätte ich sogar die Möglichkeit gehabt, einige »Helden« meiner Jugend endlich einmal persönlich zu treffen – ich habe das immer abgelehnt. Ich wollte nicht, dass der letzte Eindruck, den ich von so einem Treffen hatte, meine Gefühle für die Musik überlagert.

Lieber nur *hören*.

Deshalb mache ich auch immer noch Radio. Einmal die Woche. Wir sind mit unseren »Vonyc Sessions« bei 52 Stationen in 32 Ländern. Radio on Demand. Von einer derartigen Reichweite hätte ich als Jugendlicher niemals zu träumen gewagt. Und auch in dieser Reihe versuche ich Musik zu präsentieren, die mir etwas bedeutet. Nicht der fünfhundertste Abklatsch von etwas, das schon alle kennen. Durch das größere musikalische Spektrum, über das Menschen heute verfügen, die immer feineren Verästelungen der Liebhaber, sind die Zuhörer allerdings sehr spezifiziert. Früher, bei »Radio Fritz«, habe ich mal eine Sendung gemacht, terrestrisch, es gab kaum etwas über elektronische Musik, da habe ich innerhalb der zwei Stunden von allen möglichen Spektren einen Ausschnitt gespielt. Heute geht das wesentlich zielgruppenaffiner. Das ist auch der Grund, warum die Menschen sich eine derart spezielle Sendung anhören. Wenn es um Wischiwaschi ginge, könnten sie auch normales Radio hören.

*

Der Wechsel hin zum eigenständigen Komponieren und Produzieren ist interessanterweise nach einem Interview entstanden. 1992 lud mich Cosmic Baby zu sich nach Hause ein, um mir für eines der vielen neuen Fanzines einige Fragen zu stellen. Er war Produzent, war selber ein neues Gesicht, hatte gerade erst angefangen. In einer Ecke seines Wohnzimmers hatte er technisches Equipment gestapelt, ein *Set-up*, 909, 303, ein paar Junos.*

»Mach mal an …«

Damit hat alles angefangen. In gewisser Weise habe ich meine musikalische Laufbahn gestartet, ohne irgendwelche Grundlagen zu kennen. Ich hatte allerdings immer eine konkrete Vorstellung von dem, was ich hören wollte. Deshalb habe ich auch im Radio auf andere Dinge geachtet als meine Freunde und Bekannten. Andere Klänge, ungewohnte Harmonien.

---

* Der Roland Juno 106 wurde im Jahr 1984 produziert und war damals einer der beliebtesten Synthesizer unter Musikern. Der Roland TR-909 ist unverändert einer der beliebtesten Drumcomputer, weil er einerseits analoge Techniken einsetzt, andererseits aber auch Samples verwendet. Die TB-303 wiederum war ursprünglich für Sologitarristen entwickelt worden, die in der Kombination mit einem Drumcomputer sowohl auf Bass als auch auf Schlagzeug-Begleitung zurückgreifen konnten. In dieser Verwendung war der 303 aber ein Verkaufsflop, die Produktion wurde eingestellt. Erst im Zuge von Acid Music wurde das charakteristische Zwitschern, Kreischen und Blubbern begehrt, und Gebrauchtgeräte erreichten das Zehnfache ihres ursprünglichen Verkaufswertes.

Nicht bewusst, sondern mehr aus dem Bauch heraus. Ich war im selben Plattenladen wie meine Freunde, habe dort aber eben ganz andere LPs gefunden, die mich interessierten. Nicht weil ich anders sein wollte, sondern weil mir die einfach besser gefielen. Und es war, was das anbelangt, eine faszinierende Zeit, denn die sogenannten Standards, die Grundformate, Hörgewohnheiten, die es selbst in der freiesten Musikform gibt – die existierten in dieser Phase erst mal nicht. Es war alles neu. *The Smiths* beispielsweise waren zu Beginn wahrlich keine Straßenfeger. Als sie anfingen, eher Pop-orientiert zu arbeiten, fand ich sie gar nicht mehr so spannend. Trotzdem haben *The Smiths* in den fünf Jahren ihres Bestehens mit das Großartigste geschaffen, was Popmusik zu bieten hat. Und das, obwohl sie lange nicht so populär waren wie andere Acts der Achtzigerjahre.

Die einzige musikalische Vorgabe in dieser Zeit (das entspricht vielleicht unserer teutonischen Natur, uns an Vorgaben zu halten) war ein 8-Takt-Muster. Ein Melodieverlauf innerhalb dieser Spanne, danach musste wieder Veränderung einsetzen, sonst wurde es langweilig. Bis heute gilt das für jedes Stück Musik außerhalb von Klassik oder Free Jazz. Spannung lässt sich durch gefilterte Sequenzfahrten erzeugen, solange man in dem 8-Takt-Muster bleibt. Die Sequenzfahrt lässt sich bis auf vierundzwanzig Takte strecken. Sobald es aber in Zweiunddreißiger-Bereiche stößt, wird es unangenehm. In diesen Bereichen zu experimentieren, Dynamik, *Drive*, das hat mich von Anfang an fasziniert. Bis heute.

Viele reine Techno-Produktionen sind in einem eng umgrenzten tonalen Umfeld angelegt, weil das im Bass-Umfeld so schön rumeiert. Wenn man diese Stücke mit einem Akkordeon spielen würde, klängen sie vermutlich ziemlich doof. Daher ist

Trance auch wesentlich komplexer. Und eine solche Komplexität gut klingen zu lassen, bei einer Geschwindigkeit von 138 bpm aufwärts, ist sowohl musikalisch als auch produzententechnisch wesentlich anspruchsvoller als ein reiner Techno-Track.

Wenn man sich heute allerdings ein Stück anhört, das in meiner Anfangszeit produziert wurde, dann entstammt es scheinbar einer vergangenen Welt. Frühere Sachen klingen in der Regel dünner. Die Produktionsmöglichkeiten waren andere, das Equipment steckte noch in den Kinderschuhen – von einigen Ausnahmen abgesehen, wo ich mich heute noch frage: Wie haben die es geschafft, dass das so fett klingt? Vince Clark von Yazoo, das ist so jemand. Wenn man sich eines seiner Alben anhört, fragt man sich: Welche Tricks haben sie verwendet? Giorgio Moroder, Musikproduzent mit Kultstatus, der von Deutschland aus das Genre Disco-Music weltweit entscheidend vorangetrieben hat, etwa mit Donna Summer und »Love to Love You Baby« oder »I Feel Love«. 1977, zu einer Zeit also, da elektronische Musik nur von einer Handvoll Spezialisten produziert werden konnte. Wie war das möglich? Oder auch Propaganda. Nicht nur bei dieser Produktion wirkte im Hintergrund Trevor Horn. Ich habe neun Jahre später angefangen, saß verzweifelt an meinem Atari, in der Hoffnung, irgendetwas vernünftig klingen zu lassen, und fühlte mich um Jahrzehnte zurückgeworfen.

Dagegen ist die direkte Umsetzung einer Idee heute einfacher.

Bei meinen ersten Produktionen sah das Studio noch aus wie ein riesiges Spinnennetz. Viele der Sounds, die heute gang und gäbe sind, existierten damals schlichtweg nicht. Wir mussten also mit allem experimentieren, was im Studio vorrätig war. Zum Beispiel Gitarrenverzerrer, die wir anders eingesetzt haben. Wir haben das Audiokabel falsch eingesteckt, sodass es einen Kurzschluss gab, und zwar deutlich hörbar, als Knarzen in der Box – dann hieß es aber, nicht erschrecken, sondern den Sound durch den Gitarrenverzerrer jagen und den Klang unverzüglich samplen. Diesen Sound konnten wir nämlich auf jede Taste legen und in verschiedenen Tonlagen benutzen.

Sounds kreieren, daraus bestand mitunter unser Tag. »*Mensch, das wäre doch mal interessant.*« Also die schöne Ordnung der Steckverbindungen aufbrechen und Sachen miteinander verknüpfen, die einfach nicht zusammengehörten. Dadurch schlingerten Kabel bald links und bald rechts herum, vom Gitarrenverstärker in den Sampler, diagonal, vertikal. Damals gab es in den Studios auch noch kein *Total Recall*, das heißt, es bestand keine Möglichkeit, etwas abzuspeichern, um sämtliche Einstellungen am nächsten Tag wieder punktgenau abzurufen. Bei einer Produktion blieb das Studio, also inklusive des Spinnennetzes aus Kabelwirrwarr, exakt so lange unverändert, bis die Produktion beendet war. Aus umwelttechnischen Gründen kann man sich das heute gar nicht mehr vorstellen, aber bei vielen Produktionen ließ man die technischen Geräte Tag und Nacht angeschaltet, weil die Angst zu groß war, dass sich etwas veränderte, sobald man etwas ausschaltete – und man *seinen* Sound nicht mehr fand. Der allgemein geliebte Atari SC 1224 war diesbezüglich besonders anfällig. Bei zehn Startversuchen ging er einmal an. Das heißt, wenn man ihn in einer Produktion erfolgreich zum Laufen gebracht hatte, dann sollte das tunlichst auch so bleiben. Weil man ansonsten eine ganze Nacht damit verbracht hätte, das Ding erneut zu starten. Nur um dann zu hoffen, dass möglichst viele Daten noch vorhanden waren.

Da ich mir zunächst keinen Computer leisten konnte, habe ich meinen Kopf wie eine Art Sequenzermaschine benutzt. Ich habe zu Hause vor mich hin musiziert, Tasten gedrückt, ausprobiert, noch mehr ausprobiert, geklimpert, ohne Noten lesen zu können – aber irgendwann passte dann etwas, das sich perfekt ineinanderfügte. So wie Kinder, die vor sich hin daddeln. Über Stunden! Die dritte Taste von der Mitte nach links, das ist die, die super klingt mit der anderen, zwei nach rechts. Jeden Tag. Wenn man Musik mit einer solchen Passion macht, dann ist das nichts für mal eben so. Es hört nicht auf. Und wenn ich eine tonale Folge gefunden hatte, die für mich gut klang, dann lief die weiter in meinem Kopf. Irgendeine *Baseline*, die ich abgespeichert hatte, die pumpte dann so lange bei mir im Schädel, bis ich die idealen *Strings* in einem anderen Song fand. Diese Mixtur habe ich auch wieder in meinem Gehirn gespeichert, zusammen mit dem Basslauf, um eine Melodie obendrauf zu suchen. Später im Studio habe ich diese Komposition einfach aus dem Kopf heraus eingespielt.

*

Musik ist etwas, das Margarita und mich von Anfang an verbunden hat.

Wir sind uns von Freunden vorgestellt worden, und vom ersten Moment an war da etwas Besonderes zwischen uns. Das kannte ich so nicht. Ich hatte zwar auch vor Margarita schon Beziehungen gehabt, aber so eine Nähe und Vertrautheit hatte ich nicht für möglich gehalten.

Margarita verkörperte für mich vom ersten Moment an etwas, das ich eigentlich niemals wollte – weil ich nicht wusste, dass es existiert. Wenn du nicht weißt, dass es so etwas gibt, dann sehnst du dich auch nicht danach.

Zudem war ich in einer anderen Beziehung, als ich sie kennenlernte, mehr noch, ich war verheiratet. Deshalb habe ich dieses tiefe Gefühl einfach nur zur Kenntnis genommen. Aber es hatte etwas in mir aufgewühlt. Bis ich nach vielen Monaten merkte, dass ich mein Leben so nicht mehr weiterführen will – ohne zu wissen, was ich genau ändern wollte, ohne Ziel, aber völlig klar darin, dass es *so* nicht mehr weiterging.

Diese schlingernde Orientierungslosigkeit hat lange angedauert, fast vier Jahre. Als ich dann endlich eine Entscheidung getroffen hatte, wählte ich bezeichnenderweise sofort Margaritas Nummer.

Streng genommen waren wir zu diesem Zeitpunkt lediglich Freunde.

Auf zwei verschiedenen Kontinenten.

Aber von heute aus betrachtet erkenne ich noch viel deutlicher, dass da von der ersten Sekunde an mehr war. Mir ist klar, dass ich mit dem Moment, in dem ich in ihre Augen sah, erkannt hatte, dass mein bisheriges Leben vorbei war.

Ich rief Margarita von der Wohnung meiner Mutter in Hamburg aus an (weil mein bisheriges Zuhause nun kein Zuhause mehr war), um ihr zu erzählen, dass ich mich entschlossen hatte, mein Leben zu ändern – und plötzlich sprudelte es aus mir heraus, wie viel sie mir eigentlich bedeutete. Was ich noch nie vorher gesagt hatte. Ich war auf dem Weg nach New York, um dort aufzulegen, sie war in Peking – also haben wir uns kurz entschlossen achtundvierzig Stunden später in New York getroffen.

Und waren seitdem, bis auf wenige Ausnahmen, jede Minute zusammen. Und ich hatte währenddessen nicht eine einzige Sekunde das Gefühl, ich brauche mal Zeit für mich. Oder dass mich irgendetwas nervt. Nie. Gar nicht.

Ich kenne das nicht. Weder von mir noch von Freunden.

Heute ist Margarita nicht einfach nur meine wunderschöne Frau, sie ist auch mein bester Freund, mein *soul mate*. Wir machen Witze, wir albern rum, manchmal wie kleine Kinder, dann wieder sind wir ernst, als ob wir seit tausend Jahren vertraut wären.

Manchmal, in besonders schönen Momenten, denke ich so: Der da oben (an den ich nicht glaube), der hat diesen Engel zu mir geschickt, um auf mich aufzupassen. Um mich aus einer unglücklichen Lebenssituation herauszuholen und um mir zu zeigen, was Liebe und Nähe wirklich ist.

Selbst bei meinem Unfall. Wo sie mich ins Leben zurückgeführt hat.

Als es hieß, Paul wird nicht mehr wissen, wer er ist, sind viele Menschen gegangen – Margarita ist an meiner Seite geblieben.

Wenn wir beide nicht schon vorher etwas Besonderes gehabt hätten, wenn wir beide nicht schon vorher so eng miteinander verknüpft gewesen wären, dann wäre sie nach dem Unfall wohl verschwunden. Wenn ich nur so ein Typ gewesen wäre, mit dem man halt gerade liiert ist.

Die Wahrscheinlichkeit, ein kompletter Pflegefall zu werden, war sehr hoch. Und es gibt eine Menge Menschen, die gesagt haben, das muss ich mir nicht antun.

Margarita dagegen ist meine Rettung.

Im Leben bleiben

In aller Frühe habe ich Blumen besorgt, aber auf der Intensivstation ist etwas derart Wohlriechendes gar nicht erlaubt. Das erfahre ich vor Pauls Tür.

Also weg damit.

Sein Anblick – drinnen, ohne Mitbringsel – ist genauso furchtbar wie am ersten Tag. Zusätzlich verstört mich, dass es in dem Raum keine Intimsphäre gibt. Alles ist offen. Aus Sicherheitsgründen wurde das Zimmer rundherum verglast, es gibt keine Nischen, keine Wände; das Arztzimmer befindet sich direkt gegenüber. Vier weitere Koma-Patienten liegen neben Paul. Es gibt keine Vorhänge vor den Fenstern. Keine Dekoration. Alles ist hell und weiß. Und sehr, sehr laut.

»Wie soll Paul hier schlafen und zur Ruhe kommen?«, frage ich eine Krankenschwester.

Der diensthabende Arzt hatte mir eben noch erklärt, dass sich das Gehirn im Schlaf regeneriert und Proteine aus dem Körper zieht. Diese Ruhephase ist die einzige Möglichkeit für Paul, dass sein Gehirn sich erholt. Aber bei all dem Krach, der Unruhe, dem Ziehen und Zerren an seinem Körper: Wie soll eine Genesung da möglich sein?

»Können Sie nicht ein wenig leiser reden?«, frage ich verstört die Krankenschwester.

Sie betrachtet mich genervt.

»Wir machen nur unseren Job.«

*

Margarita ist immer an meiner Seite. Ich spüre es. Obwohl ich ansonsten kaum etwas spüre – außer Schmerzen. Ich habe Probleme mit dem Katheter. Einmal habe ich ihn mir sogar herausgerissen, und es blutete danach wie Sau. Ein anderes Mal habe ich mich im Schmerzwahn, nachts, ohne es zu merken, in der Aufhängung verheddert, weil ich aufstehen wollte; bin dann aber doch liegen geblieben, und zwar derart *neben mir* und so voller Schmerzen, überall, dass mir ein zusätzlicher Schmerz in der Armbeuge nicht mehr auffiel, während ich mir wieder den Katheter herausriss. Und hätte Margarita nicht bei mir gesessen, wäre ich vermutlich ganz nebenbei verblutet. Die Schwestern hätten mich erst am nächsten Morgen besucht.

*

Der Tour-Manager und der Booking Agent besuchen Paul ein letztes Mal; sie müssen zurück zu ihren Familien. Damit fällt auch die letzte Möglichkeit für mich weg, hin und wieder ein Lächeln zu sehen, von Menschen, die mir nahe sind. Ich brauche das so sehr. Pauls Mutter ist zwar unglaublich stark, aber oft auch nur traurig. Verständlicherweise.

Ich bitte Alexa, Pauls engste Mitarbeiterin, zu mir zu kommen, um zwischen seiner Mutter und mir zu übersetzen. Alexa ist eine riesige Hilfe, beginnend bei den kleinsten Dingen. Sie achtet beispielsweise darauf, dass ich ab und an einen Kaffee oder etwas Wasser trinke, ein paar Vitamine zu mir nehme. Sie ist innerhalb weniger Stunden für mich zu einem der wichtigsten Menschen geworden. Ohne ihre Unterstützung wüsste ich nicht, wie ich das alles durchstehen soll. Und Pauls Mutter geht es genauso. Unglaublich, Alexa betreut gleichzeitig Pauls Büro, all die ungeklärten Versicherungsformulare, die Anfragen der Medien, und sie hat die ausstehenden Termine im Blick, also die Außenwelt, all das, wozu ich nicht mal mehr ansatzweise in der Lage bin. Und sie schafft es sogar noch, mit mir herumzualbern. Das brauche ich manchmal. Sie ist unglaublich stark.

Durch sie wird eine Frage in mir allerdings lauter und lauter: *Wie gehe ich mit dieser Situation um?*

Ich verstehe zwar immer noch nicht wirklich, wo ich hier bin und was geschehen ist – aber ich muss handeln. Es geht dabei nicht so sehr darum, *was* ich tun soll, sondern *dass* ich etwas in Bewegung setze.

TU ETWAS.

Also stelle ich mich vor das Bett und sage mit fester Stimme: »Wenn Paul jetzt wieder mit der Nadel aufgeweckt wird und seine Augen öffnet – dann sieht er nur noch lächelnde Gesichter.«

Keine Tränen, keine Zweifel, keine Sorgen.

Liebe.

»Wenn jemand das Bedürfnis hat, zu weinen, dann vor der Tür«, fahre ich fort. »Paul braucht es, uns fröhlich zu sehen, und positiv. Wenn er unsere Traurigkeit sieht, dann macht er sich Sorgen.«

Das gilt allerdings genauso für mich, und von diesem Moment an renne ich manches Mal aus dem Zimmer.

Aber ich halte diese Linie eisern durch. Von nun an wird in Pauls Gegenwart nur noch gelächelt und gestrahlt, auch die Krankenschwestern unterstützen mich. »Er muss spüren, dass er hier sicher ist und dass wir das hinkriegen.«

Verrückt? Meinetwegen.

Aber es funktioniert.

Schauspielerei? Meinetwegen.

Es funktioniert.

Ich heule vor der Tür, trage auf der Toilette neues Make-up auf, komme strahlend zurück in den Raum.

Ich weiß nicht einmal, ob Paul das alles wirklich sehen und verstehen kann, wenn er die Augen öffnet. Die Ärzte sagen, es ist davon auszugehen, dass der Hirnschaden auch seine Augen, seine Sehfähigkeit beschädigt hat. *Trotzdem.*

*

Paul öffnet die Augen.

Und er sieht: lächelnde Gesichter. Dafür habe ich gesorgt.

»Hi, wie geht's dir? Alles in Ordnung?«

In diesem Moment beginnt Pauls Mutter zu weinen. Ich stelle mich augenblicklich vor Paul, sodass er seine Mutter nicht sehen kann, und bitte Alexa, sie aus dem Zimmer zu führen. In diesem Moment kümmert es mich nicht, wie ich mit Pauls Mutter umgehe. Aber ich spüre in seinem Gesicht ein Aufwallen von Nervosität. Er ist nicht in der Lage zu reden. Aber ich scanne seine Augen, jede Regung in seinem Gesicht, ich kann ihn *lesen*. Und er sieht beunruhigt aus.

Also strahle ich ihn an.

»Alles ist in Ordnung. Alles ist gut. Deine Mutter ist kurz aus dem Zimmer gegangen, zur Toilette, aber sie kommt sofort wieder.«

Wenn ich ihn streichle, zieht er seinen Arm weg.

Er stammelt.

*

Es gibt kurze Momente mit einem Hauch von Ahnung, was los sein könnte. Also dass ich in einem Krankenhaus liege und dass ich gestürzt bin. *Utrecht.* Zerhackte Momente, von denen ich langsam einzelne Gedanken behalte.

Mir wird zwar immer wieder erzählt, was passiert ist, aber das wird in meinem Körper nicht weitergeleitet, um es als Information zu verarbeiten. Also liege ich einfach nur so da. Ich liege herum und schlafe.

Schmerzen werden in Krankenhäusern auf einer Skala von 1 bis 10 gemessen. Ich bin kontinuierlich bei einer 12.

»Wie geht es Ihnen?«, fragt der Arzt.

Was soll ich antworten?

Ich habe pausenlos Schmerzen. Von morgens bis abends.

Nicht einmal das kann ich sagen.

Aber ich sehe Margaritas Lächeln. Das baut mich auf. Alle lächeln. Das lässt mich meine Schmerzen kurzzeitig ertragen.

Bevor ich wieder wegdrifte.

*

Ich spreche mit dem Arzt und sage: »Seien Sie ehrlich zu mir. Ich brauche einen Hoffnungsschimmer. Was ist das Optimalste, was wir erreichen können?«

»Nun, wenn wir einfach mal vom Besten ausgehen, dann verliert er seinen Geruchssinn.«

»Das ist perfekt. Ich kann nämlich auch nichts riechen.«

Gemeinsamkeit, juhu.

Der Arzt ist allerdings weit davon entfernt, dieses Optimum für möglich zu halten. Er zeigt mir alle Screens und erklärt mir die Verletzungen, die Auswirkungen der Schäden, also in welchen Bereichen des Körpers sie sich auswirken, und es rauscht alles an mir vorbei. Bis auf den Umstand, dass Paul offensichtlich sehen kann.

»Hatten Sie nicht gesagt, er würde lange nicht sehen können? Vielleicht geht es schneller?«

Der Arzt schweigt.

Zurück im Hotelzimmer, beginne ich unverzüglich im Internet zu recherchieren. Vielleicht hätte ich das nicht tun sollen. Ich finde eine Menge Geschichten über Hirnschäden, weltweit, über Therapiemöglichkeiten, die verschiedenen Skalen, über Michael Schumacher, die Veränderung der Persönlichkeit. Und ich lese, dass sich achtzig bis neunzig Prozent aller Paare nach einem solchen Hirnschaden getrennt haben. Weil der Wandel der Persönlichkeit zu extrem ausfiel.

Die Patienten sind kaum noch in der Lage zu sprechen, sie entwickeln Ticks, kurzum: Es gibt nicht eine einzige positive Story.

Nein.

Paul wird die Ausnahme sein! Er wird wieder sprechen!

Er hat mich erkannt. Das allein ist schon ungewöhnlich. Und ein Zeichen.

Wir werden das schaffen!

Ich werde nicht akzeptieren, dass diese Fälle unsere Zukunft abbilden.

Paul wird sich erholen.

Ganz sicher.

*

Eine Pflegerin behandelt mich wie ein Stück Fleisch. Solche Dinge spüre ich. Für diese Person bin ich schon kein Mensch mehr.

Ich erinnere mich nicht daran, wer außer Margarita an meinem Bett saß und ob jemand in dieser Zeit im Krankenhaus besonders nett zu mir gewesen ist oder auch nicht – aber ich erinnere mich sehr deutlich daran, *dass* Menschen nett zu mir waren. Gestern. Heute. Gerade eben. Unbewusst. Wenn das Gehirn sich angegriffen fühlt und zum Schutz in einen Ruhemodus runterfährt, dann wird trotzdem eine Form von Empfindung und Wahrnehmung ausgesendet. Und auch wenn diese Signale nicht intellektuell verarbeitet werden, sich nicht zu einer Erinnerung verfestigen, sind sie trotzdem Teil des Versuchs, mich wiederzufinden.

Wo bin ich?

Margarita hat das Krankenzimmer mit persönlichen Utensilien dekoriert. Um meine Gesundung damit zu unterstützen. An der Wand hängt mein BVB-Shirt, daneben der Fan-Schal. Das tut gut. Es ist wichtig für mich, weil sich in dem Moment, in dem ich bewusst eine Information verarbeite, also verstehe, dass es eine Information war, die mit mir und mit Margarita zu tun hatte, in meinem Gehirn auch wieder eine Synapse herstellt. Selbst wenn ich die Utensilien an der Wand nur verschwommen wahrnehme. So etwas triggert. Es führt dazu, dass Erinnerungen, die sonst vermutlich verloren gegangen wären, irgendwie an Bord bleiben.

Der Schal an der Wand sammelt Bilder in meinem Kopf. Erinnerungen.

Im Unbewussten.

Wenn ich dagegen auf eine weiße Wand starre, dann verstehe ich nicht, wo ich mich befinde, und ich spüre Panik in mir aufsteigen. Ob das medizinisch haltbar ist, weiß ich nicht, aber in meiner Wahrnehmung ist es ganz entscheidend. *Ich brauche den Schal.*

Vieles im Bereich der Hirnforschung ist meines Wissens noch unklar. So auch Synästhesie, also die Kopplung zweier oder mehrerer Wahrnehmungsbereiche, etwa das Sehen von Musik. Oder vergangene Erinnerungen, die mit einem Geräusch, einem Geruch verknüpft sind.

*

Ende der ersten Woche.

Paul wird in ein Einzelzimmer im dritten Stock verlegt. Und er macht tatsächlich Fortschritte. So schnell, dass die Ärzte begeistert sind.

Inzwischen wacht er sogar von allein auf, für etwa zehn Minuten, bevor er wieder in seine Düsternis verschwindet. Dann murmelt und stöhnt er viel. Meist nur Laute, aber manchmal meine ich, Worte herauszuhören, zum Beispiel »thirsty«. Wenn Paul lallt, passe ich genau auf, und mit der Zeit lerne ich, die Laute zu deuten.

»Wasser …«

Ich weiß, dass er Vanille mag, in allen Variationen. Als Eis, als Gewürz, egal. Wichtig ist, dass er Proteine zu sich nimmt, etwa in Form eines Milchshakes. Also besorge ich ihm einen mit Vanille.

Aber er will nicht.

Okay, Schokolade. Mag er normalerweise auch.

Paul verzieht den Mund.

»Vanille?«

Nein.

Ich versuche es noch einmal und halte ihm – als Kontrast – einen Erdbeershake hin. Paul hasst Erdbeere. Aber er nimmt die rote Pampe und trinkt alles anstandslos aus.

Oh Gott, es fängt an.

Wer wird das werden? Wird dieser Mensch noch Ähnlichkeit mit dem Paul haben, den ich kenne? Den ich liebe. Essen war eine unserer Leidenschaften. Wird er noch dieselben Geschmacksexplosionen genießen wie ich? Wird er überhaupt noch die Dinge im Leben erleben wollen, die seinen Charakter ausgemacht haben?

Da ist dieses Bild von einem Mädchen, das mit neun Jahren schwer auf den Kopf gestürzt ist. Danach hatte sie sich zu einem komplett anderen Menschen entwickelt. Während sie vorher gern pinke Kleidung trug, musste es nach dem Sturz Schwarz sein. Während sie vorher gern Fisch aß, hasste sie ihn danach und wollte nur noch Hühnchen essen. Was allerdings alles noch harmlos war. Als schlimmer erwies sich, dass sie vor dem Sturz ein nettes, fröhliches Mädchen gewesen war – und sich nach dem Unfall ihren Eltern gegenüber als bestimmend und fordernd gebärdete. Jeder in der Familie empfand sie als fremdartig, niemand konnte noch etwas mit ihr anfangen. Es war für alle Beteiligten überaus mühsam, diesen neuen Menschen, dieses fremde Mädchen zu adoptieren. Und es dauerte viele, viele Jahre.

Wer bist du?

Ich habe mittlerweile sein Krankenzimmer dekoriert. Die Idee dahinter war einfach: Wenn Paul kurz erwacht, soll sein

Blick auf Dinge fallen, die er lieb hat und die ihm helfen, sich zu erinnern. Auch seine Lieblingsklamotten habe ich mir schicken lassen – und es zerreißt mir beinahe das Herz, diese Sachen auszupacken. Zusätzlich bin ich in die Innenstadt gefahren, um einige unserer Fotos auf Posterformat zu vergrößern. Bilder von unseren Reisen, von gemeinsamen Abenden, Geburtstagsfeiern.

Wenn er die Augen öffnet, dann fällt sein Blick jetzt als Erstes auf diese Fotos. Auf seine Familie und auf die Menschen, die ihn lieben.

Dein Name ist Paul. Und du bist nicht allein auf der Welt.

»Wir stehen das gemeinsam durch«, flüstere ich in sein Ohr.

Der Raum riecht nach Desinfektionsmittel und sonstigen medizinischen Gerüchen. Also besorge ich sein Lieblingsparfum, sprühe den Schal damit ein und verbreite den Duft in dem Raum. Zuletzt schließe ich die Vorhänge.

Es soll schön sein in diesem Raum, nicht medizinisch pragmatisch.

Da Paul stark schwitzt, beginne ich außerdem, ihn zu waschen. Dabei spreche ich mit ihm. Pausenlos. Und ich lasse leise Musik laufen. Sehr, sehr leise. Weil er sensibel auf alles reagiert – jede Bewegung, jedes Geräusch, jede Lichtveränderung lässt ihn erzittern. Wie unter Beschuss.

Einmal saß seine Mutter mit mir neben seinem Bett und knabberte Chips. Jedes Mal, wenn sie hineinbiss und dieses zermahlende Geräusch ansetzte, verdrehte Paul den Mund.

*

Mir fällt auf, dass Paul abends ruhiger wirkt als tagsüber.

»Ich denke, er hat noch Jetlag«, sage ich dem Arzt. »Er ist nachts wach und möchte tagsüber schlafen. Was kaum möglich ist. Wir müssen den Rhythmus ändern.«

»Das geht nicht.«

Abends bemüht sich Paul stärker darum, meinen Namen zu murmeln, tagsüber überwiegt der Kampf.

»Kann ich nicht mit ihm im selben Zimmer schlafen?«, frage ich.

Im Hotel vegetiere ich ohnehin nur vor mich hin.

Weinend, schlaflos. Meine Gedanken umkreisen dort immer nur die Frage, was ich tun könnte, um Paul Linderung zu verschaffen. Was würde ihm guttun?

Paul wiederum schläft neunundneunzig Prozent des Tages. All mein Hoffen und Streben konzentriert sich auf die zehn Minuten, in denen er die Augen öffnet.

Ansonsten: Warten.

»Ich störe doch nicht«, starte ich einen neuen Versuch bei dem diensthabenden Arzt. »Lassen Sie mich doch bei Paul schlafen.«

Warten.

Auch wenn Alexa vorbeikommt, mich ablenkt, oder Pauls Mutter eintrifft – wir können nicht herumalbern oder uns über banale Alltäglichkeiten unterhalten, wie sollte das möglich sein? Gedanken, Gefühle, Sorgen, positive und negative Einflüsterungen, alles zusammen zerreibt mein Denken. Aber darüber kann ich mit niemandem sprechen.

»Okay …«

Der Arzt akzeptiert es.

Von nun an ändert sich alles. Ich spüre es.

*

Der Mensch, den du liebst, hat einen Unfall. Plötzlich durchzuckt mich Panik. Wenn ich einen greifbaren Gedankenansatz verspüre, dann ist es immer eine Form von Angst. Und ich erinnere mich:

Margarita war in Los Angeles. Sie ist hierhergereist. Und sie sieht mich hier liegen, *so* hier vor mich hin vegetieren, ich kann sie nicht einmal umarmen.

Die einzige Form, wie ich reagiere, ist ein Muskelzucken, in dem Augenblick, in dem mir eine Nadel in die Fingerspitze gestochen wird. Das war's.

Manchmal nehme ich meine Mutter wahr, kurzzeitig, alles ist tragisch, und ich sehe, wie sie und Margarita beiseitegenommen werden, von einem Professor mit einem weißen Kittel, mit leisen Worten. Es sind die Menschen, die ich liebe, aber ich kann all das nicht einordnen.

Es quält mich.

*

Vierundzwanzig Stunden in einem Krankenzimmer. Tag für Tag.

Ich kann nicht essen. Wenn Paul morgens sein Frühstück bekommt, liegen auf dem Tablett auch einige Scheiben Brot für mich. Butter, Marmelade; ich versuche es auch, manchmal, aber mein Magen zieht sich sofort zusammen. Verschlossen. Ich kann nicht essen. Und ich verliere extrem an Gewicht.

Alexa macht sich zunehmend Sorgen um mich: »Du siehst aus wie ein Skelett. Du musst essen. Du musst auch schlafen.«

Ihr zuliebe zwinge ich mich dazu, an einem Glas Saft zu nippen, etwas Brot zu zerkrümeln. Vitamine.

Wenn ich nachts in dem Krankenzimmer liege, neben Paul, finde ich tatsächlich kaum einmal in den Schlaf. Sobald er sich regt, und sei es nur ein Murmeln, bin ich wach. Wenn er sich bewegt, bin ich erst recht wach, aus Angst, er könnte aus dem Bett fallen. Dabei wäre ich viel zu schwach, um ihn wieder in die Schlafposition zu hieven.

Und wenn er sich einmal nicht bewegt, dann bin ich erst recht ängstlich – und wieder wach.

Mir ist vollkommen bewusst, dass er in keiner guten Verfassung ist – wie sollte ich da ruhig und friedlich herumdösen? Entspannt und glücklich aufwachen, während die Liebe meines Lebens sich quält und Schmerzen leidet?

Nein.

Auch Paul muss dazu gezwungen werden, zu essen. Er will nicht. Weil es ihn schmerzt. »Bitte, iss«, flehe ich ihn an. »Wenn du nichts zu dir nimmst, wirst du schwächer. Du brauchst die Energie, um wieder zu Kräften zu kommen. Bitte, probiere es wenigstens!«

Ich versuche es mit Salami, eine seiner Lieblingsspeisen, schneide die Wurst klein und kleiner, auch das Brot; Babyportionen. Dabei konnte er sonst eine Menge essen.

»Mmmmh …« Ich mache dieselben Laute wie eine Mutter bei ihrem unwilligen Baby.

Aber Paul verzieht nur den Mund, ähnlich wie bei dem Vanille-Experiment.

Nicht mal mehr Salami, was mag er denn überhaupt noch? Was wird das für ein Mensch?

»Schinken?«

Nein.

»Brot?«

Nein.

»Sweetheart, ich flehe dich an, es ist zu deinem Besten. Bitte, iss etwas!«

Nein.

Er stiert lediglich abwesend in den Raum.

Ich habe das starke Gefühl, dass etwas in ihm arbeitet. Möglicherweise sind es dieselben Fragen wie bei mir: »Was ist passiert? Warum ist das passiert? Wo bin ich?«

Nein, ich will das nicht. Wenn ich ihn streichle, dann verzieht er sein Gesicht. Ich spüre Zorn und Ärger in ihm. Aber er soll jetzt nicht mit diesen Gefühlsregungen kämpfen. Sich nicht noch stärker verkrampfen.

»Alles ist gut«, flüstere ich und lächle. »Wir werden bald hier herausgehen und schöne Dinge erleben.«

All diese negative Energie soll verschwinden. Paul benötigt positive Energie und glückliche Gedanken für eine erfolgreiche Genesung.

*

Was sich für Margarita wie Zorn anfühlen mag, ist in Wahrheit: Schmerz. Und zwar pausenlos. Von morgens bis abends.

Der Schmerz ist omnipräsent, er nimmt alles ein, selbst mein verkümmertes Bewusstsein. Es gibt *nur* den Schmerz. Er ist der Mittelpunkt meiner Welt. Er ist *da*. Immer. Alles tut weh. Immer.

Ich bin kurz davor, wahnsinnig zu werden.

An solchen Tagen lebst du nicht. Du versuchst dich nicht zu bewegen. Selbst die Bewegung der Augenlider schmerzt. Alles schmerzt. Und es verliert sich nicht. Keine Wellenbewegung. *Bohrend.* Über Stunden hinweg. Tagelang. Deshalb ziehe ich meinen Arm weg, wenn ich gestreichelt werde – es zerreißt mich vor Schmerzen.

Ich bestehe *nur* aus Schmerzen. Wie Feuer.

Und es wird lediglich kurzzeitig besser, wenn ich mit Medikamenten weggeschossen werde. Ich bin extrem morphiniert.

Und wieder durchzieht mich nagende Panik. Noch schlimmer ist es für die Person, die dich liebt: dich so leiden zu sehen.

Aber ich begreife nicht wirklich, wie schlimm es um mich steht.

*

Heute schluckt er den Milchshake nur mit großem Widerwillen. Löffel für Löffel. Alles in Zeitlupe. Jeder Schluck wird von lang anhaltendem Räuspern und Husten begleitet. Im Schlund gibt es eine Abzweigung für die Speiseröhre und einen weiteren Gang in die Atemorgane hinein. Bei gesunden Menschen regelt sich das Verteilen und damit das Schlucken an dieser Abzweigung wie von selbst. Bei Paul eher nicht. Es ist mühsam.

Aber er braucht Vitamine und Proteine. Zudem schläft er nicht richtig. Sein Erholungsprozess wird durch fehlende Ruhe und mangelnde Nährstoffe enorm verzögert.

Mich beschleicht das Gefühl, dass einer der Gründe für Pauls Widerwilligkeit darin bestehen könnte, dass ihm dieses Krankenhauszeugs schlichtweg nicht schmeckt. Mir selber stößt es unangenehm auf; ich habe es als Vortesterin probiert. Allein schon der Geruch. Die Anordnung. Paul und ich sind uns in vielen Dingen unglaublich ähnlich – und wenn es mir nicht schmeckt, überhaupt nicht mundet, nicht einmal im Ansatz, wie soll Paul es dann mögen?

Im Krankenhaus ist Essen von außerhalb eigentlich verboten, aber ich gehe aus dem Krankenhaus in einen Supermarkt auf der anderen Straßenseite und kaufe dort vollwertige Gemüsesuppen. Die geschmacklich eher auf Pauls Linie sind. Ich habe sie vorher schon einmal probiert, sie sind wirklich ganz gut. Dann schmuggle ich die kalten Speisen in sein Zimmer.

»Trink, bitte! Da ist wenigstens Geschmack drin.«

Er muss etwas in seinem Magen haben. Bislang sammelt sich dort vornehmlich Medizin.

Ich füttere ihn, Löffel für Löffel.

Seine Augen bewegen sich freudig.

Mit jedem Nachschlag wird er fröhlicher. Leben kehrt zurück. Und er giert regelrecht nach den Suppen. *Mehr!*

Ich frage den Arzt, ob es nicht möglich wäre, mit Paul in das Krankenhausrestaurant im Erdgeschoss zu gehen. Oder besser gesagt: zu fahren. Im Rollstuhl.

Kurzes Überlegen. »Okay«, stimmt er zu. »Seien Sie vorsichtig. Wenn Sie im Krankenhaus bleiben, müsste es gehen.«

Dieser Ausflug bedeutet mir eine Menge.

Weil ich mittlerweile in diesem Krankenhaus lebe, vierundzwanzig Stunden, Tag und Nacht, und selber immer wieder in dieses Restaurant im Erdgeschoss gehe, habe ich mich inzwischen mit einer Bedienung angefreundet. Als ich nun mit Paul angerollt komme, strahle ich sie fröhlich an: »Jennifer, das ist mein Boyfriend.«

»Oh«, gibt sie strahlend zurück. »Paul, hallo, wie geht es dir?«

Das tut mir so gut. Zwei Sätze, *Small Talk*, eine banale Situation, aber damit auch fast schon wieder: Alltag.

Fast wie bei normalen Menschen.

Ich bin den Tränen nah.

*

Ich mag Brot mit Salami. Immer noch. Aber es ist schrecklich für mich, zu schlucken. Und es sieht grässlich aus. Für alle Patienten im Intensivbereich wird das Essen zermatscht, zerdrückt, damit sie essen können. Die Folge davon ist eine undefinierbare Pampe aus verschiedenfarbigen Breiteilen. Gelbe Pampe – möglicherweise Kartoffeln; grüne Pampe – vielleicht Brokkoli; braune Pampe – Fleisch? Ohne Gewürze, ohne Zubereitung, es schmeckt schrecklich. Mir ist klar, warum man das machen muss, aber der Anblick ist widerlich.

Seit sechs oder sieben Tagen liege ich hier, und schon mehrere Male habe ich mir die Nahrungssonde herausgerissen. Die Ärzte haben daraufhin meine Vorgehensweise analysiert und mich in aller Ruhe vor die Wahl gestellt: »Es gibt nur zwei Möglichkeiten. Entweder wir schieben die Sonde wieder rein – oder Sie essen!«

Ich kann aber nicht kauen, nicht schlucken, weil der ganze Rachen entzündet ist. Deshalb meine Verweigerung.

Auch Margarita sitzt an meinem Bett und flüstert: »Du musst essen. Wenn die Krankenschwestern mitbekommen, dass du nichts isst, dann bekommst du wieder die Sonde.«

Und genau das will ich nicht. Ich habe Panik vor diesem Teil. Davor, dass sie mir wieder dieses Stück Plastik durch die Nase in den Magen rammen. Bei vollem Bewusstsein!

*

Ich lasse sein Bett aufrecht stellen, weil er Tag und Nacht nur liegt. Er soll wenigstens kurzzeitig sitzen.

Außerdem befreie ich Paul von diesem Krankenhauskittel. Er soll sich wohlfühlen, in einer ihm vertrauten Jogginghose, in einem seiner Lieblingshemden.

Das ist allerdings recht umständlich, weil Paul für das Wechseln der Wäsche kurzzeitig von allen Ports, den Injektionspunkten, an denen die Schläuche in den Körper angesetzt werden, abgetrennt werden muss. Für diesen Moment der Trennung werden die Schläuche geschlossen, damit keine Luft und darin keine Bakterien eintreten können. Anschließend muss alles wieder aufgedreht und angeschlossen werden.

Ein äußerst mühseliges und zeitaufwendiges Unterfangen, nur um ein Hemd zu tragen. Aber das ist es mir wert.

Normalerweise kommen morgens die Schwestern, um Paul zu waschen – aber heute habe ich zum ersten Mal gesagt: »Ich mache das.«

Mein Gott, ich kenne diesen Mann in- und auswendig, er ist nicht irgendein Fremder für mich. Außerdem geht es dann nicht so grob vonstatten. Ich betupfe ihn vorsichtig mit Tüchern, benutze etwas Wasser, Seife. Und ich begleite ihn zur Toilette.

*

Wenn dir so etwas widerfährt, hängst du dein Ich, deine Stärke, deine Persönlichkeit an einen Kleiderbügel. Es gibt kein Ich mehr.

Jeder Mann hat das Bedürfnis, für die Frau, die er liebt, stark und unverwundbar zu sein. Ein Löwe. Und dann bist du nicht mal mehr in der Lage, dich zu waschen.

Du brauchst Menschen, die dir den Hintern sauber machen.

Dem Menschen, den du liebst, dabei zuzusehen, ist schrecklich.

Ich bin zu gehemmt, um ins Bett zu urinieren, also muss ich mir helfen lassen, einige wenige Schritte zu humpeln, bis vors Klo.

*

Er kann nicht allein gehen. Nicht einen Schritt. Also müssen wir Paul unterhaken, zu zweit, zu dritt. Und dabei sehr vorsichtig agieren, denn bei jedem Schritt verkrampft er sich vor Schmerzen.

»Es tut mir so leid«, lallt er immer wieder. »Es tut mir so leid.«

»Kein Problem«, antworte ich. »Du musst dich nicht entschuldigen. Alles wird gut.«

Auf unserem Weg in Richtung Toilette stützt er sich mit der linken Hand auf den fahrbaren Infusionsständer. Ein Risiko. Wenn er dabei stürzt, würde das dramatische Folgen haben.

Aber es funktioniert.

Und ich lächle.

Für mich ist das alles ungewöhnlich. Ich verändere mich. Normalerweise bin ich eher schüchtern und ein Angsthase. Wenn jemand nur »Buh« macht, renne ich schreiend davon. Aber ich werde stärker. Entschlossener.

Und ich beginne Entscheidungen zu treffen.

Täglich wollen sich hier Horden von Mitarbeitern und Freunden mit dem Krankenbesuch abwechseln, dann wird pausenlos die Tür auf- und zugehen, unentwegt werden neue Gesichter hereinkommen, um sich kurzzeitig an Pauls Bett zu setzen.

»Das ist hier kein Zoo«, entscheide ich. »Reinkommen, gucken, wie es Paul geht, ›Ach Gott, das ist alles so schrecklich‹ und wieder raus. Nein! Auf keinen Fall! In dieses Zimmer kommt niemand rein außer Alexa, Pauls Mutter und mir. Niemand sonst. Basta!«

Es trifft auch einen Freund von Paul.

»Es tut mir leid«, erkläre ich ihm vor der Tür. »Du hast Pauls Mutter sehr unterstützt, und ich bin dir dafür dankbar, aber Paul mag es nicht, dass man ihn in diesem Zustand sieht. Vertrau mir. Er will es nicht. Ich werde dir nicht mehr erlauben, ihn zu sehen. Sorry.«

Baam!

Vorher habe ich nie so hart mit Menschen reden können. Aber ich fühle mich für Paul verantwortlich.

*

Der Unfall.

Alles ist so weit weg.

Es gibt Menschen, die nach einem derart einschneidenden Ereignis erzählen, sie würden den Tag, an dem es passiert ist, jedes Jahr wie einen zweiten Geburtstag feiern, weil sie noch am Leben sind. Das kann ich nicht nachvollziehen. Ich fühle mich noch lange nicht unter den Lebenden. Es gibt keinen Grund, etwas zu feiern. Wenn überhaupt, dann wäre das der Tag, an dem ich zum ersten Mal wieder das Krankenhaus verlassen und nach Hause darf. Aber einen Tag als Geburtstag zu zelebrieren, an dem man beinahe tödlich verunglückt wäre, nein, das geht mir nicht in den Kopf.

Mir dämmert langsam, dass es am 28. beziehungsweise am 29. Februar passiert ist – aber die Erinnerung an das Wochenende zerbröselt. Ich war wohl am Freitag in Bratislava, am Samstag in Utrecht und sollte am Sonntag nach Mexiko zu einem großen Festival aufbrechen. Margarita war in Los Angeles, weil ich nur zwei Tage in Europa war; wir wollten uns Sonntagabend in Mexiko treffen.

Mit dem Gedanken daran bin ich auf die Bühne gegangen, also: Bratislava, morgen Mexiko, Margarita; kein Schluck Alkohol intus, weil ich genau wusste, ich muss im Anschluss an mein Konzert in Utrecht zum Flughafen, um dort einen Flug nach Frankfurt zu erwischen, von wo mich ein weiterer Flug innerhalb von zwölf Stunden nach Mexico City bringen sollte. Dort wollten Margarita und ich ein Foto knipsen, um der Welt unser Glück zu zeigen und die Verlobung offiziell zu machen.

Im Flieger wollte ich dann endlich schlafen.

All diese Sequenzen, Gedankensplitter, Bilder habe ich gespeichert, aber sie eignen sich nicht für eine heroische Geburtstagsfeier. Den Sturz selber kann ich nicht wieder in Erinnerung rufen. Ich erlebe tatsächlich noch, wie ich auf die Bühne hochgehe, aber auch da fehlen mir Bilder. Die zwei, drei Sekunden vor dem Sturz hat mein Gehirn rückwirkend mitgelöscht.

Ein simples Brett fehlte.

Und deshalb gab es eine Lücke, die unter den schwarzen Tüchern nicht zu erkennen war. Eine Mischung aus Schlamperei, Improvisation und Unfähigkeit. Eines ist klar: Die genehmigten Unterlagen stimmten nicht mit dem tatsächlichen Aufbau überein.

Normalerweise sind die Bühnenränder mit farbigen Streifen markiert – dort war *nichts*. Nur ein Podest.

Wenn ich eine Veranstaltung anmelde, dann muss alles, von der Bühne bis zur Toilette, vom Tanzraum bis zur Garderobe, *whatever*, so aufgebaut sein, dass sich dort niemand verletzt. Gerade bei solchen Großveranstaltungen, wo du als DJ kaum noch zu erkennen bist, ist es gang und gäbe, sich auf der Bühne auch mal zu bewegen, zu hüpfen. Das muss jemand vorher austesten. Dort ein Loch zu bemerken und es anschließend lediglich zu überspannen, um es zu verdecken, nach dem Motto: *Hat keiner gesehen, wird also nichts passieren* – das ist Irrsinn. Wäre die Stelle wenigstens abgesperrt und mit Hinweisen markiert worden, dann hätte ich sofort registriert, dort besser nicht entlangzugehen.

Plötzlich eine neue Erinnerung: Direkt hinter mir lief ein Kameramann.

Und dann ein weiterer Gedanke: Vielleicht musste ich dort hinunterfallen, damit ihn dieses Schicksal nicht trifft? Vielleicht hätte der Kameramann nicht die finanziellen Mittel und nicht die Familie, das Umfeld, um solch eine medizinische Versorgung zu bekommen? Vielleicht hätte ihn die Kamera auch direkt getötet? Einen Familienvater?

Punkt.

Irgendjemand hat seinen Job nicht richtig gemacht, und das ist mir zum Verhängnis geworden.

*

Es quält mich.

Wir müssen alle Konzerte absagen. Niemand spricht mit mir über diese Angelegenheit, aber es ist doch folgerichtig. Ich liege in einem Bett. In einem Krankenhaus. Es gibt etliche Show-Termine, über viele Monate im Voraus gebucht, alle fest zugesagt – wir müssen sie alle absagen. Und die Unsicherheit, wie es weitergeht. Meine Mitarbeiter müssen jetzt wahrscheinlich von morgens bis abends Versicherungspapiere ausfüllen, anstatt Shows zu buchen und vorzubereiten.

Es quält mich.

*

Neue Gedankensplitter.

UMC, Utrecht Medical Center. Neurologische Klinik. Professor Biessels. Der mir das Leben gerettet hat. Erstversorgung.

Ein Unfall. Wäre mir das Gleiche in Amsterdam passiert, wo ich auch oft auflege, nur zwei Stunden entfernt von Utrecht – ich würde nicht hier liegen und nachdenken.

Einer der Gründe, warum ich überhaupt einigermaßen beisammen bin, ist der simple Umstand, dass man mir schnell die richtigen Medikamente gab. Bei einem Unfall mit Hirnschaden ist jede Sekunde entscheidend. Jede Sekunde! Was alles schiefgehen kann, wenn man in den ersten achtundvierzig Stunden nicht richtig reagiert, sieht man bei Michael Schumacher, bei dem diskutiert wird, ob die Behandlung zu spät begonnen wurde. Es blutet unaufhörlich weiter in dein Gehirn hinein, wenn nicht dagegen angegangen wird, und die Zerstörung, der Gehirnmasse schreitet ebenfalls weiter voran. Je schneller du behandelt wirst, umso schneller stoppt die Blutung, und man kann dadurch den Verletzungsdruck aus dem Gehirn nehmen. Es ist nicht so: *Patsch*, eine Stelle ist kaputt, Matsch, sondern alles, was drum herum eingeblutet ist, wird auch zerstört.

Und ich habe unglaubliches Glück gehabt: Innerhalb von fünfzehn, vielleicht zwanzig Minuten war ich im Krankenhaus, in einer neurologischen Abteilung. Und das an einem Sonntagmorgen um fünf Uhr, zu einem Zeitpunkt, an dem in Krankenhäusern weltweit höchstens der Notdienst aushilft. Aber an diesem Morgen befand sich Professor Biessels wegen einer ungeklärten Frage im Labor. Ausnahmsweise! Nur an diesem Sonntag! Ansonsten hätten mich vielleicht überforderte Ärzte im Praktikum betastet. Professor Biessels hat augenblicklich alle notwendigen Maßnahmen eingeleitet, um zu ermitteln, wie viel Druck auf meinem Gehirn lastet. Allein diese Kleinigkeit bedeutete schon großes Glück. Wäre ich nicht sofort und nicht mit den richtigen Medikamenten behandelt worden, dann hätten die Ärzte meine Schädeldecke öffnen müssen. Das hätte drei, vier Wochen künstliches Koma bedeutet.

Und ich würde heute nicht hier liegen.

Amsterdam. Dort finden die Konzerte in der ländlichen Peripherie statt, im Speckgürtel, wo wir bestimmt anderthalb Stunden bis ins nächste Krankenhaus hätten fahren müssen. *Zu lange.*

In Utrecht hingegen fand das Konzert in unmittelbarer Nähe eines Krankenhauses statt. Egal an welchem Ort auf diesem Planeten, ob in den USA, in China, Mexiko oder Australien – nirgendwo sonst steht eine Halle, in der fünfzigtausend Menschen auf elektronische Musik abfeiern, in der Nähe einer neurologischen Fachklinik. Ein normales Spital ohne Erfahrung im Bereich Hirnschäden, ohne die entsprechende Medizintechnik, ohne Geräte und Säle, hätte mich nicht gerettet. Und dieses eine Krankenhaus auch nur, weil Professor Biessels an *diesem einen* Morgen zufällig vorbeifuhr.

Er sah sofort, dass meine Wirbelsäule an zwei Stellen angebrochen war. Zudem: Schädel-Hirn-Trauma. Wenigstens funktionierten die lebensnotwendigen Organe. In Minutenschnelle orderte er die richtigen Medikamente.

Das hätte alles ganz anders ausgehen können.

Jedes einzelne Rädchen hat bei mir ineinandergegriffen. Hätte sich nur ein simpler Zacken eines dieser Rädchen verheddert – dann wäre die ganze Maschine gestoppt worden.

Und ich: Gemüse.

Alles oder nichts.

Manchmal ist Leben oder Tod nur eine Frage von wenigen Minuten.

*

Paul muss sich mehr bewegen.

Wir sind schon mit dem Rollstuhl durch die Flure gerollt, aber ich will mehr. Jeden Tag eine größere Strecke. Um ihn wieder in die Welt zu bringen.

In den ersten Tagen hatte er überhaupt nicht richtig begriffen, was ich mit ihm vorhabe, es schien aussichtslos – aber seitdem ihn eine leise Ahnung umweht, weint er oft. *Ich will mehr.*

Er braucht frische Luft.

»Wir gehen spazieren«, sage ich, um einen weiteren, mutigen Schritt anzukündigen. »Versuche aufzustehen. Ich halte dich unter den Armen.«

Paul verfügt inzwischen zwar annähernd über die Kraft, sich aus dem Rollstuhl zu heben, aber die Koordination fehlt völlig. Wenn er ein Stück Brot essen will und mit der rechten Hand den Mund sucht, dann findet er ihn nicht. Er braucht viele Anläufe, um diese simple Bewegung ein einziges Mal zu schaffen. Diese für mich selbstverständlichen Alltäglichkeiten – ein Stück Brot essen, eine Hand zum Mund zu führen; er kann es nicht abschätzen. Vor unserem Ausflug füttere ich ihn.

»Kleine Schritte …«, sage ich.

Langsame Schritte.

Das Aufrichten aus dem Rollstuhl nimmt all seine Kraft in Anspruch. Danach lehnt er sich lange Zeit erst einmal auf die Griffe des Rollstuhls, vornübergebeugt, wie auf einen Rollator. Stabilisierend.

Sehr langsame Schritte.

Er ist deutlich schwerer und kräftiger als ich, aber ich stütze ihn.

Die Gefahr dabei ist, eine einzige falsche Bewegung, ein beiläufiges Stolpern, Stürzen, und sein Nacken, seine Wirbelsäule könnten vielleicht wieder brechen.

Eher nebensächlich ist ein anderes Problem: Er hat nichts anzuziehen. Ich habe Alexa gebeten, einige Klamotten für Paul und auch für mich zu kaufen, weil ich den ganzen Tag im Krankenhaus verbringe und hier nicht waschen kann. Mittlerweile trage ich von morgens bis abends Pyjama, wie eine Patientin – und kleide Paul in einen von meinen. Mit süßen Motiven. Über seine Schultern drapiere ich eine lange Wolldecke, damit es nicht so auffällt.

Vier Schritte.

Das war bislang unser erklärtes Tagesziel. Von der Zimmertür bis zum Rollstuhl. Nur vier Schritte.

In Zeitlupe. Wenn er einen Fuß hebt, dann setzt er ihn leicht versetzt nach vorn, um ihn dort wieder aufzusetzen. Zittrig. Zusätzlich muss er das Gleichgewicht halten. Und wieder den nächsten Fuß nachziehen.

Es dauert eine Ewigkeit.

Gestützt auf mich und auf den rollbaren Infusionsständer. Zwei Schwestern stehen in einiger Entfernung bereit. Sie beobachten uns, um im Notfall sofort zu Hilfe zu eilen.

Vier Schritte. Die Paul völlig erschöpfen.

Nach drei Stunden Ruhe ermuntere ich ihn, es erneut zu versuchen.

Vier Schritte. Nicht mehr.

Wie ein kleines Baby. Wobei ein Neugeborenes spielerischer an die Sache herangeht, wohl auch hektischer, es darf auch mal hinplumpsen. Für ein Baby gehört das Fallen sogar dazu. Weil es aus vergleichsweise bescheidener Höhe fällt.

*

Was fühle ich?

Angst. Sorge.

Und gleichzeitig einen unbändigen Willen, der mich dazu antreibt (obwohl ich ihn nicht wirklich *bewusst* denken kann), dass es mir besser geht. Ich will die Tatsache nicht akzeptieren, dass ich im Rollstuhl sitze. Obwohl ich kaum einen Gedanken bei mir behalten kann. Aber mein Wille ist es, zu laufen. Gehen ist überlebenswichtig. *Ich will es!*

Und ich spüre: Wenn ich nur ein einziges Mal stürze, werde ich vermutlich den Rest meines Lebens im Rollstuhl sitzen. Eine erneute Verletzung wird schwerwiegender verlaufen als die Ursprungsverletzung. Meine Wirbelsäule war zweimal gebrochen – noch mehr Glück als bisher ist nicht zu erwarten.

Kurz nach meinem Sturz, das habe ich erfahren, haben die Arbeiter mich nicht einfach aus der Dunkelheit herausgezogen, sondern sie haben das Gerüst um mich herum abgebaut. Wie bei einem Insekt, wo man den Panzer abschält. Und ich hing da irgendwie drin. Hätten sie gezogen und gezerrt, wie es zu erwarten gewesen wäre, auch nur kurzzeitig, versuchsweise, dann wäre alles vorbei gewesen.

Ich habe wohl geblutet wie ein Schwein.

Das hat sie wahrscheinlich vorsichtig gemacht. Behutsam, um nicht noch mehr zu zerstören.

Ansonsten verlief der Abbau zügig. Um mich herum. Es waren nur Clips.

Klick, klick.

In aller Stille.

*

Ich kenne Paul in- und auswendig. Ich kenne seinen Lebensrhythmus.

Nachts spreche ich zu ihm, wenn er länger wach liegt (aufgrund des Jetlags, wie ich vermute) und langsam ruhiger wirkt.

»Alles wird gut, Paul …«

Plötzlich stammelt er: »What the fuck happened?«

»Du warst auf der Bühne«, antworte ich leise. »Du bist gestürzt, aber alles wird gut.«

Er nickt – allerdings kann dieses Nicken so ziemlich alles bedeuten. Dann schweigt er. Nachdenklich.

Ich bin mir sicher, dass seine Intelligenz durch unser Lauftraining zurückkehren wird. Was irgendwie absurd ist, denn warum sollte Gehen die Intelligenz eines Menschen steigern? Zudem widerspricht es der Prognose der Ärzte, die vom ersten Tag an gesagt haben, Paul könnte seine geistigen Fähigkeiten weitgehend verlieren. Man werde ihm womöglich alles wieder beibringen müssen, beginnend mit dem kleinen Einmaleins.

Ich habe den Ärzten stattdessen immer wieder geantwortet: »Ich bin mir sicher, dass sein Geist zurückkehrt und dass er langsam versteht, was passiert ist.«

Allerdings blieb ich bislang mit meiner Prognose allein. Tag für Tag besuchte uns einer der Ärzte an Pauls Bett, immer dann, wenn Paul erwachte, und sie erzählten ihm immer wieder aufs Neue, wie er hieß und was geschehen war, aber Paul verstand es nicht.

Immer wieder wurde er aufgefordert, einen Test zu absolvieren: Er sollte von 100 abwärtszählen, in Siebenerschritten. Paul kapierte es nicht.

Oder: 5+3+2=?

Paul stierte ahnungslos in die Luft.

»Wenn ich Ihre Beine berühre«, fragte der Arzt, »ist das fest oder sanft?«

Keine Ahnung.

Immer wieder sollte Paul einem Lichtpfeil folgen, manchmal auch nur dem Finger des Arztes, nach oben und nach unten. Und verlor sich im Richtungswechsel. Was wahrlich nicht hoffnungsvoll aussah.

»Ich nenne Ihnen jetzt fünf Wörter«, sagte der Arzt zu Paul. »Merken Sie sich diese Wörter: Blau, Gelb, Haus, Hund, Brücke. Morgen werden wir noch einige Tests machen. Nennen Sie mir jetzt bitte die fünf Wörter, die ich Ihnen gesagt habe.«

»Blau …«

Das Kurzzeitgedächtnis war weitgehend zerstört.

»In Fünferschritten aufwärtszählen …«

»Fünf … zweiundzwanzig … fünf … vierzig … fünf … zweiundzwanzig …«

»Okay …«

Heute Nachmittag allerdings hat Paul zum ersten Mal »UMC«, gesagt, gemurmelt, also den Namen des Krankenhauses, in dem er liegt. Neben dem Bett hing ein Kalender, und er zeigte mit dem Finger auf den Tag, an dem der Unfall geschehen war.

*

Seine Fortschritte werden größer. Das sage ich auch dem diensthabenden Arzt. Und da ich jeden einzelnen Entwicklungsschritt dokumentiere, möchte ich meine Vermutung auch belegen. »Schauen sie, heute hat Paul das und das gemacht, und er geht jetzt schon zehn Schritte, fast ohne meine Hilfe …«

»Das ist sehr gut«, antwortet der Arzt, offensichtlich überrascht. »Bewegung ist das Wichtigste. Er muss gehen, gehen, gehen.«

Es könnte seinen Körper stärken und ihn dabei unterstützen, Schritt für Schritt wieder ins normale Leben zurückzufinden.

»Lassen Sie Paul nicht in eine Depression fallen. Er ist sehr sensitiv, und es ist manchmal schwierig, solche Patienten gefühlsmäßig zu stabilisieren. Sie stürzen in eine ›Warum-Ich-Falle‹, bis sie gelähmt und starr sind.« Gefangen in einem Gefühlspanzer.

Also weiter: Laufen!

Trainieren.

Fünf Meter, dann eine Steigerung auf zehn Meter. Die Strecke anschließend wieder zurück.

Ausruhen.

Atmen. Paul ist extrem erschöpft.

Drei Stunden ausruhen – und wieder trainieren.

Mittlerweile, nachdem wir unser Pensum absolviert haben, schüttelt Paul den Kopf und sagt: »Nein, ich mache noch einen Meter. Ich höre noch nicht auf. Und noch ein Meter!«

Er puscht sich vorwärts.

Dieser Wille macht mir fast ein wenig Sorge. »Übertreib es nicht. Nicht, dass du fällst.«

»Nein. Aber ich will noch einen Meter.«

Das Gleiche nach dem Ausruhen.

»Noch einen Meter!«

»Paul, übertreib es nicht.«

»Noch einen Meter!«

Er schafft die komplette Runde.

Ausruhen.

Drei Runden später: »Jetzt will ich zwei Runden.«

Dabei schlendert einer der Ärzte um die Ecke und beobachtet Pauls Ehrgeiz. Er sagt: »So einen Fortschritt habe ich noch nie zuvor gesehen.«

Ich erinnere mich an die Menschen, die mit Paul auf der Intensivstation gelegen haben. Und die dort immer noch verharren. Seit über sechs Monaten. Der Mann zur Rechten von Paul bewegte den ganzen Tag und die ganze Nacht über seinen linken Arm und schlug ihn gegen das Bett. Das war alles. Ein Lkw-Unfall. Dadurch war sein Nervensystem verletzt worden. Er kam nicht mehr zurück.

Der Mann zu Pauls Linken hatte zwei größere Schwellungen an seinem Kopf, und man musste ihn fixieren, damit er sich nicht aufkratzte. Ein weiterer Mann starrte regungslos an die Decke. Mit offenen Augen. Seine Tochter hatte eine Zeichnung an die Decke hängen lassen, genau in sein Blickfeld.

Die Angehörigen dieser Patienten haben jede Hoffnung verloren. In ihren Augen sammelt sich nur noch Traurigkeit. Sie vegetieren kraftlos dahin neben ihren verlorenen Familienmitgliedern. Es ist so schlimm für diese Familien, denn: Wenn jemand stirbt, dann ist er tot. Die Sonne ist untergegangen. Der Tod ist eine Tatsache. Aber bei diesen komatösen Zuständen bleibt die Familie in einem Zwischenstadium hängen. Ein Zustand des Vielleicht. Da ist noch Leben. Irgendwie. Oder doch nicht. Über Monate, Jahre. Du siehst die Menschen, die du liebst, aber sie sind nicht mehr bei dir.

»Diese Menschen sind gebrochen«, erklärte mir einer der Ärzte.

Deshalb sei es so wichtig, einmal eine erfolgreiche Geschichte zu hören. Wenigstens von einem einzigen Unfallopfer.

*

Jetzt, wo ich das Gefühl habe, ein wenig klarer denken zu können, quält mich pausenlos ein Gedanke: *Why the fuck me?*

Warum zu dem Zeitpunkt, an dem ich zum ersten Mal glücklich war? Als alles perfekt lief.

»Sieh das mal anders …« Margarita mag meine Gedanken nicht hören. »Es ist passiert«, argumentiert sie. »Das ist Fakt. Es wird ermittelt werden, warum das passiert ist und wer dafür verantwortlich ist. Aber alles, was danach passiert ist, ist eine Aneinanderreihung von Glück.«

»Es ist noch etwas Größeres«, flüstere ich.

*

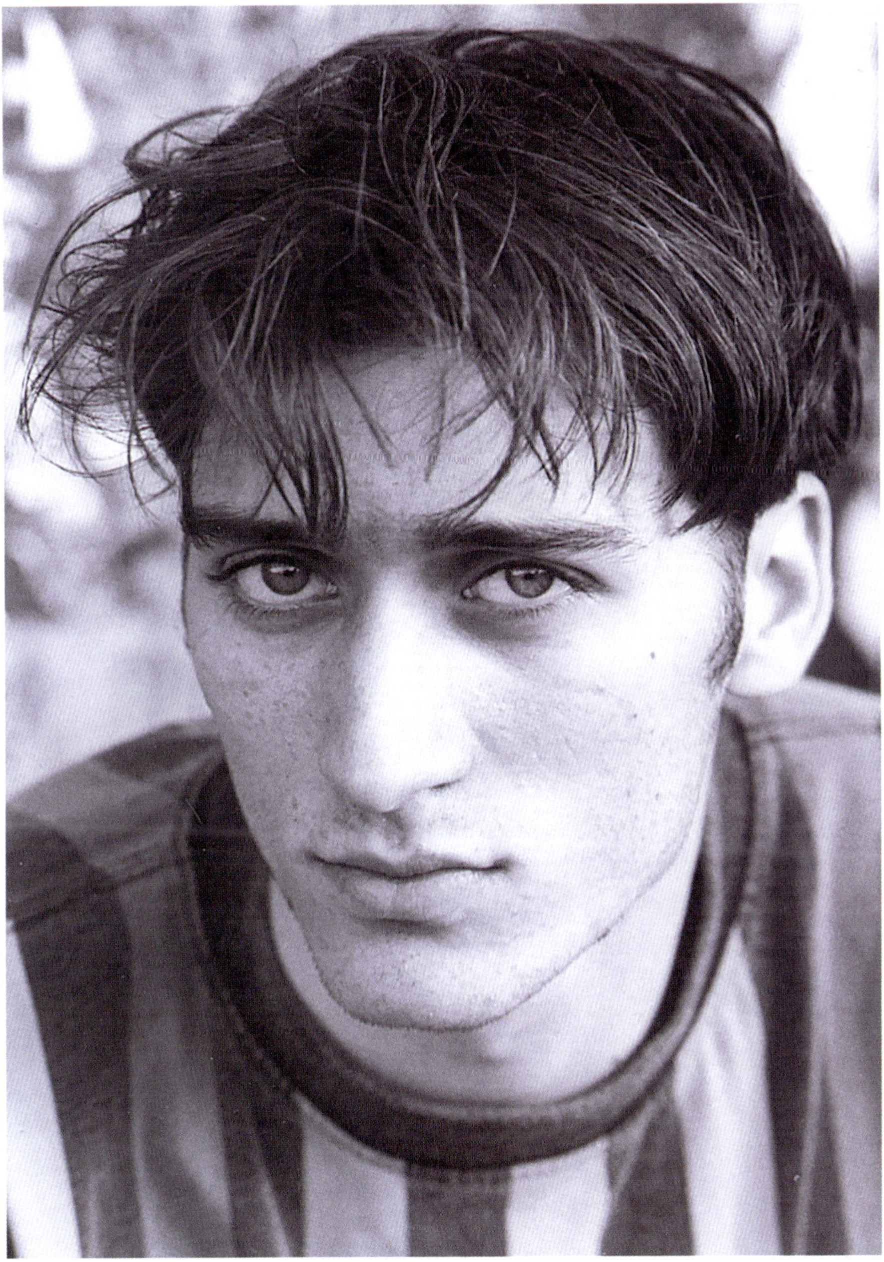

Musikversessen: als junger Mann.

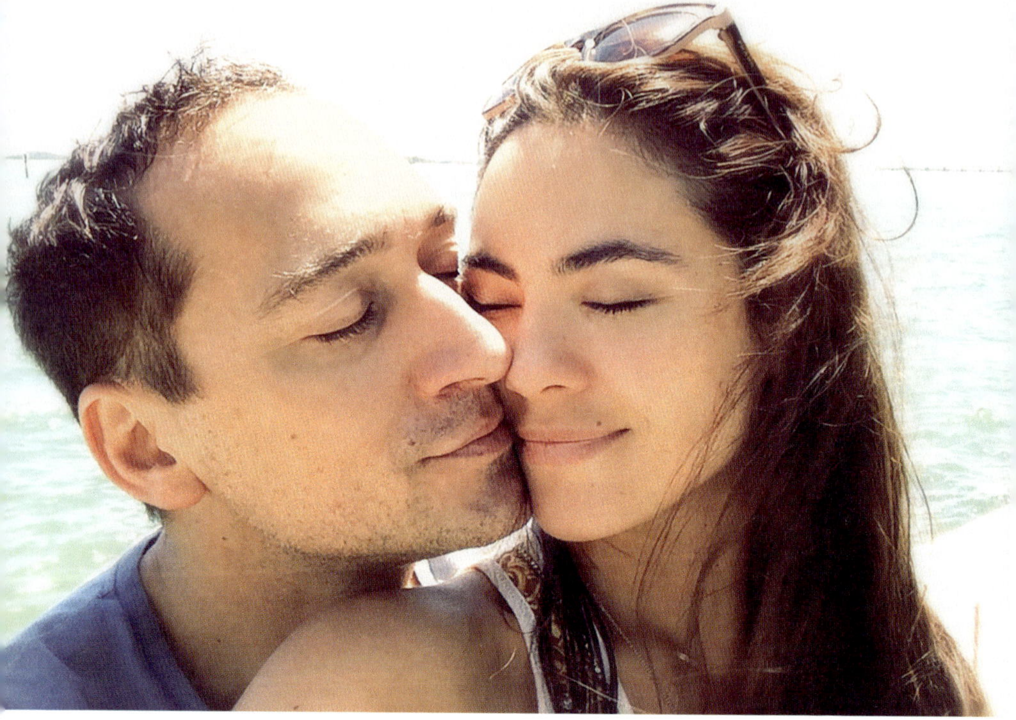

Echte Liebe erlebt man selten im Leben: mit Margarita.

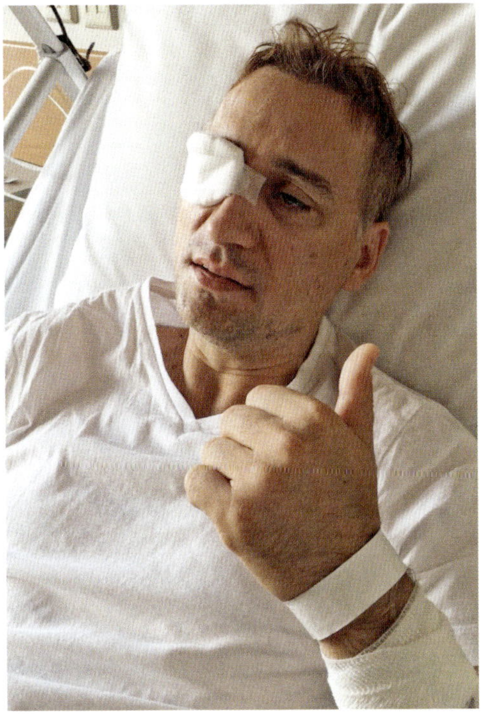

Im neurologischen Zentrum
von Utrecht nach dem Unfall.

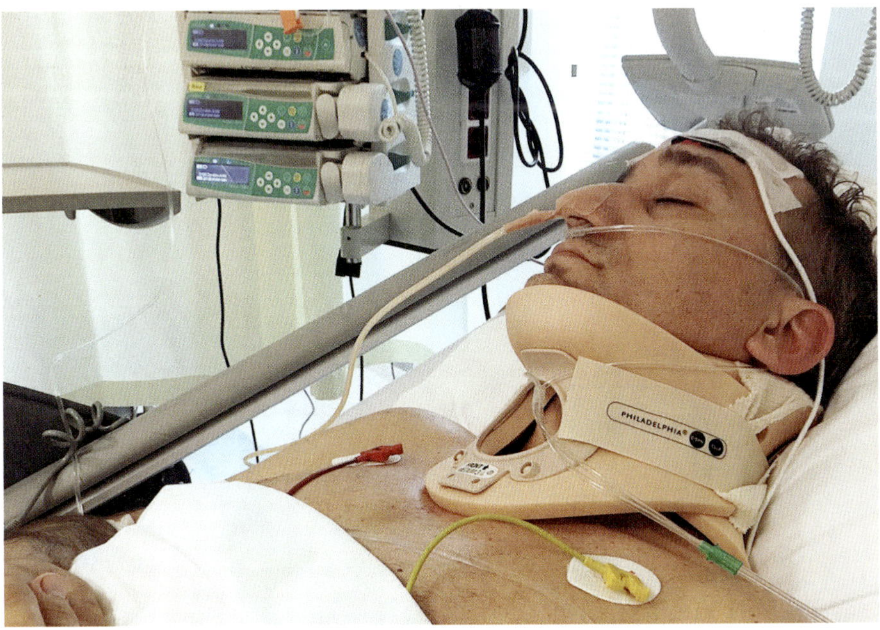

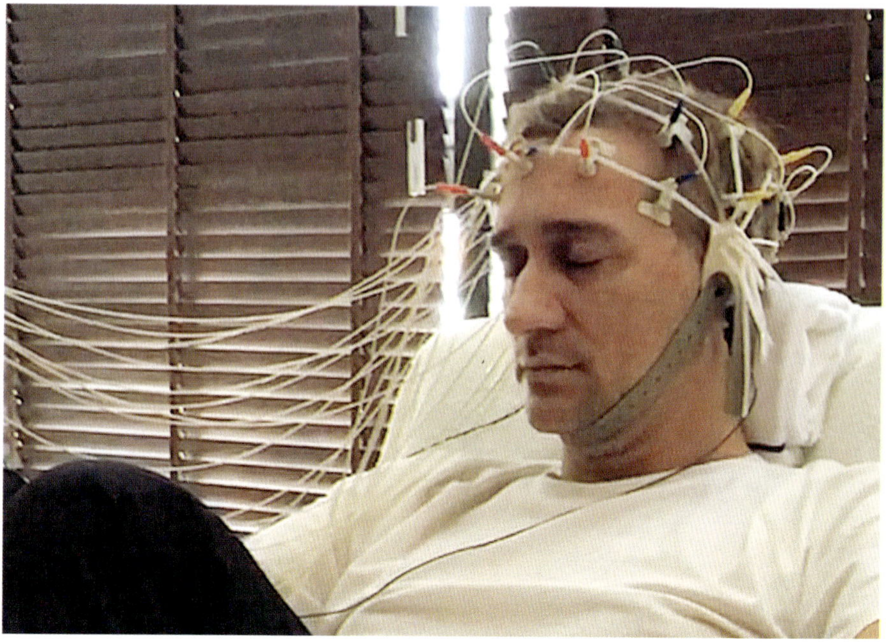

Verkabelt (oben); erste Rehamaßnahmen (unten).

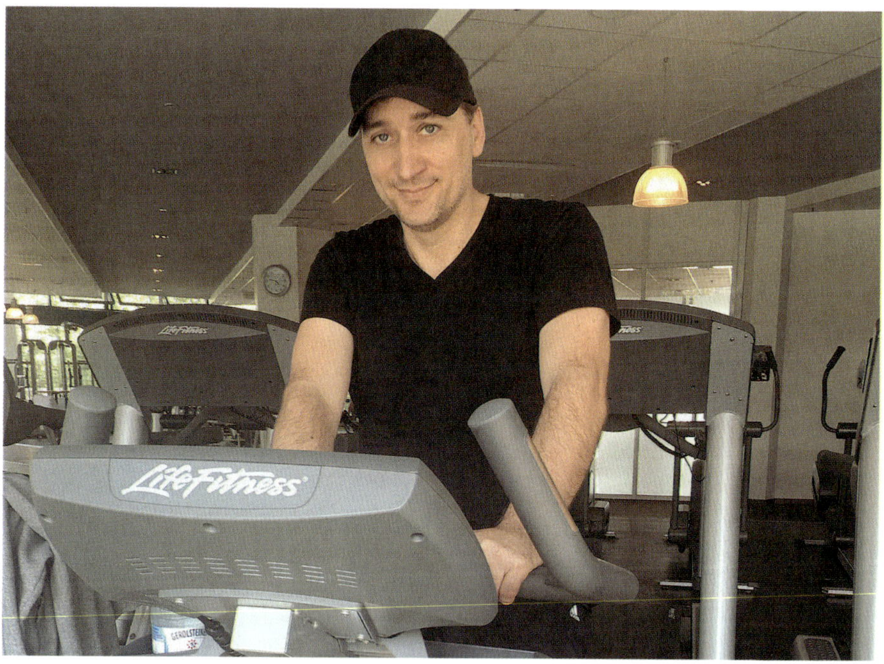

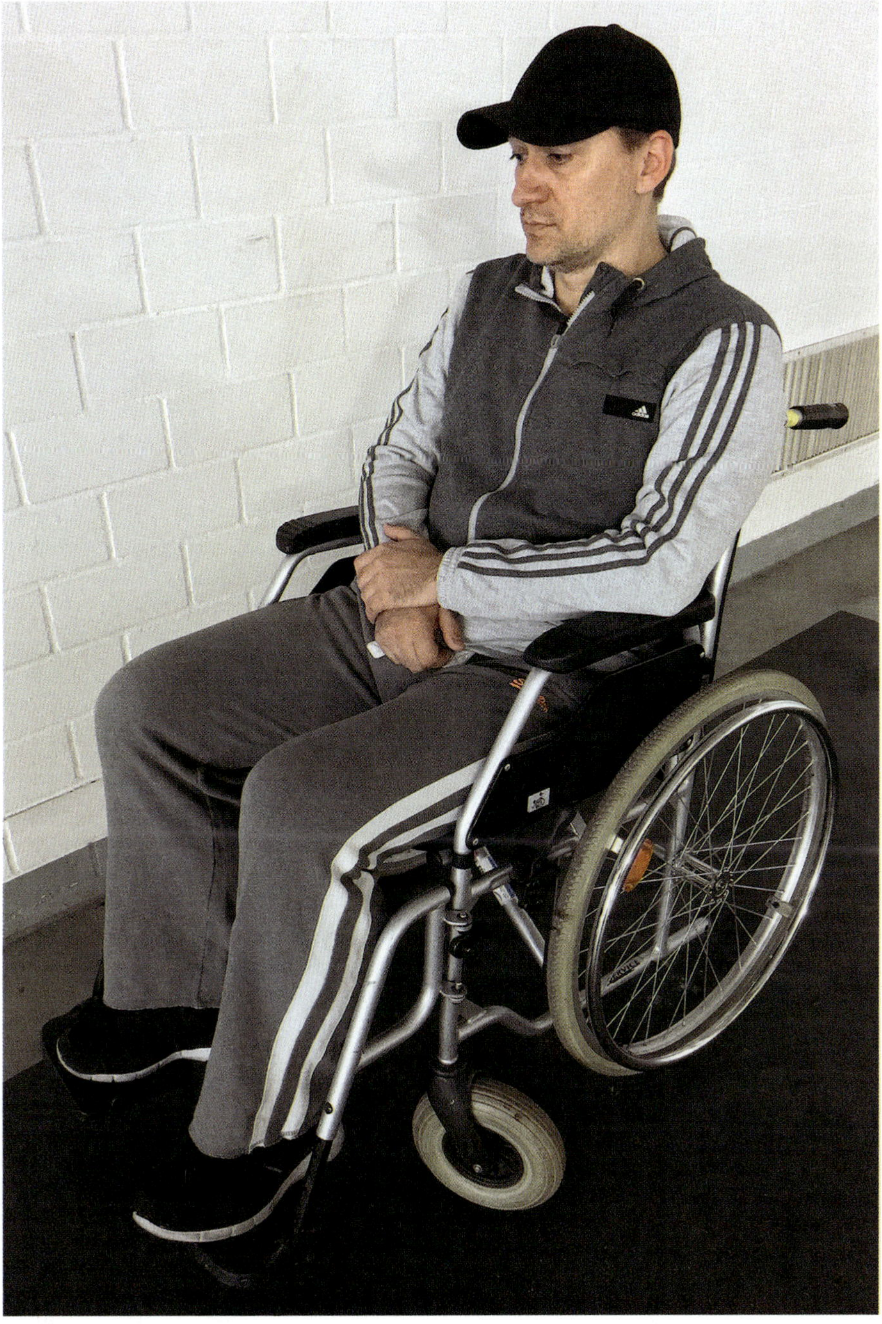

Erste Wahrscheinlichkeit: für immer ein Pflegefall im Rollstuhl.

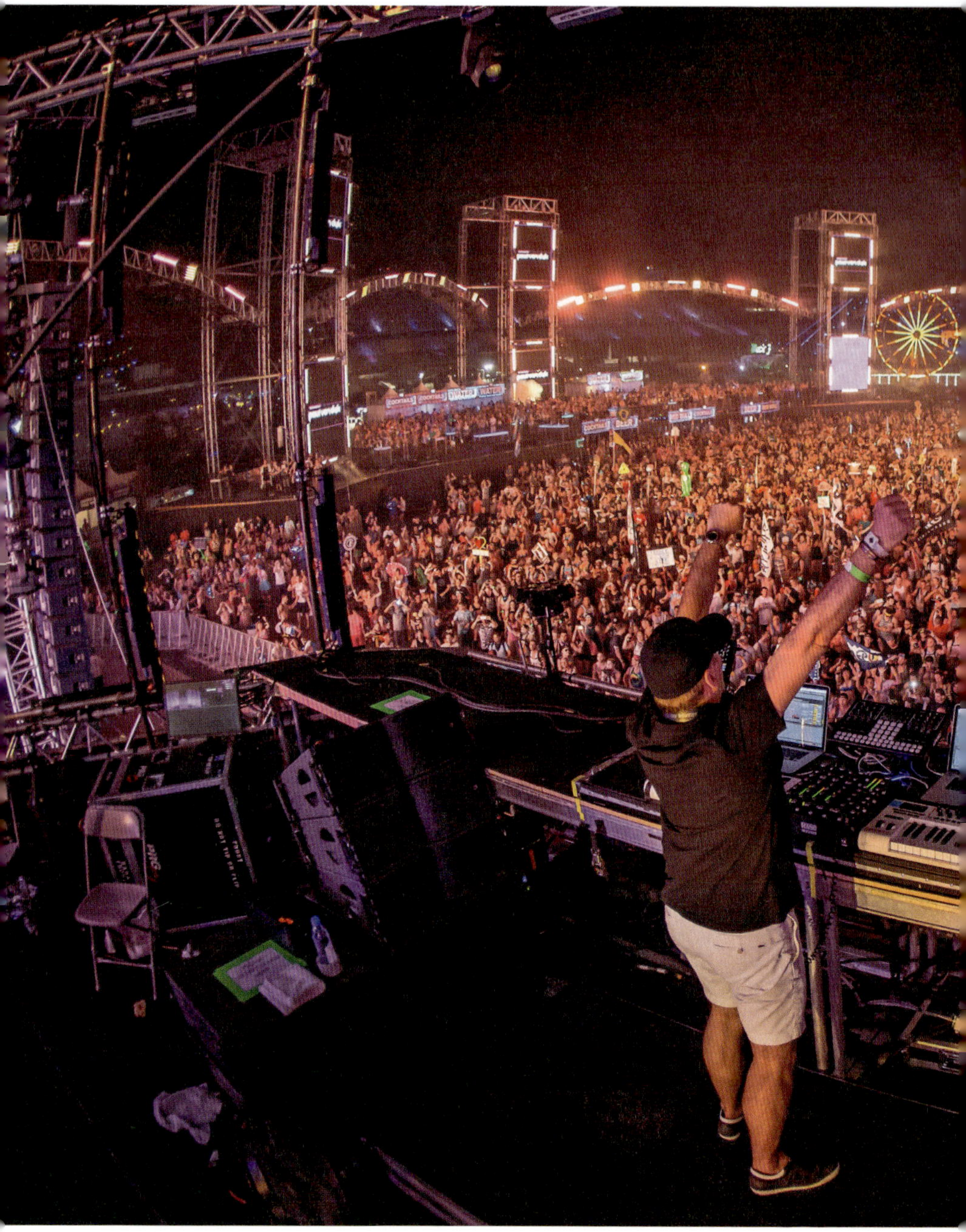

Die erste Show, die ich nach meinem Unfall gespielt habe: auf dem EDC-Festival in Las Vegas.

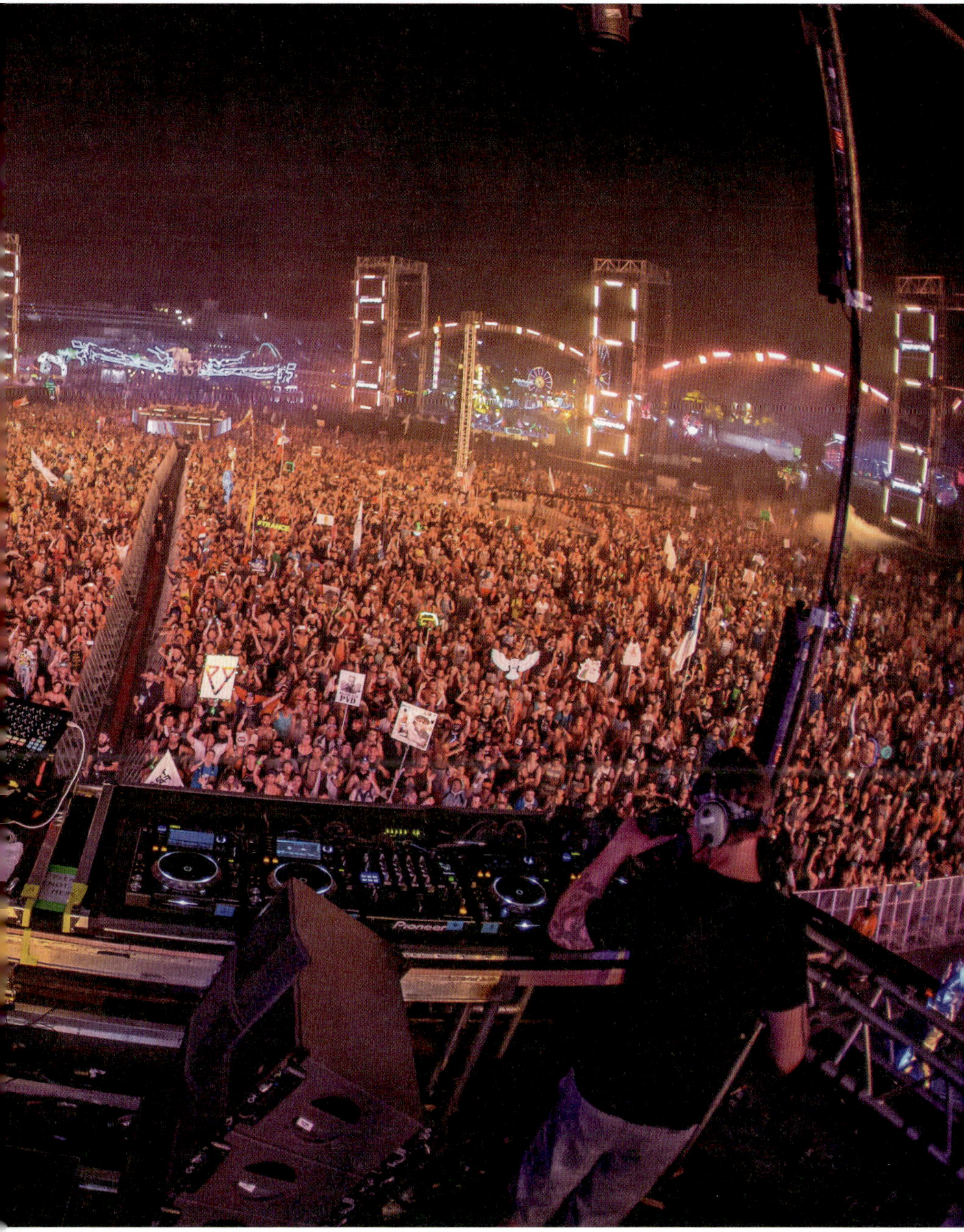
Pioneer

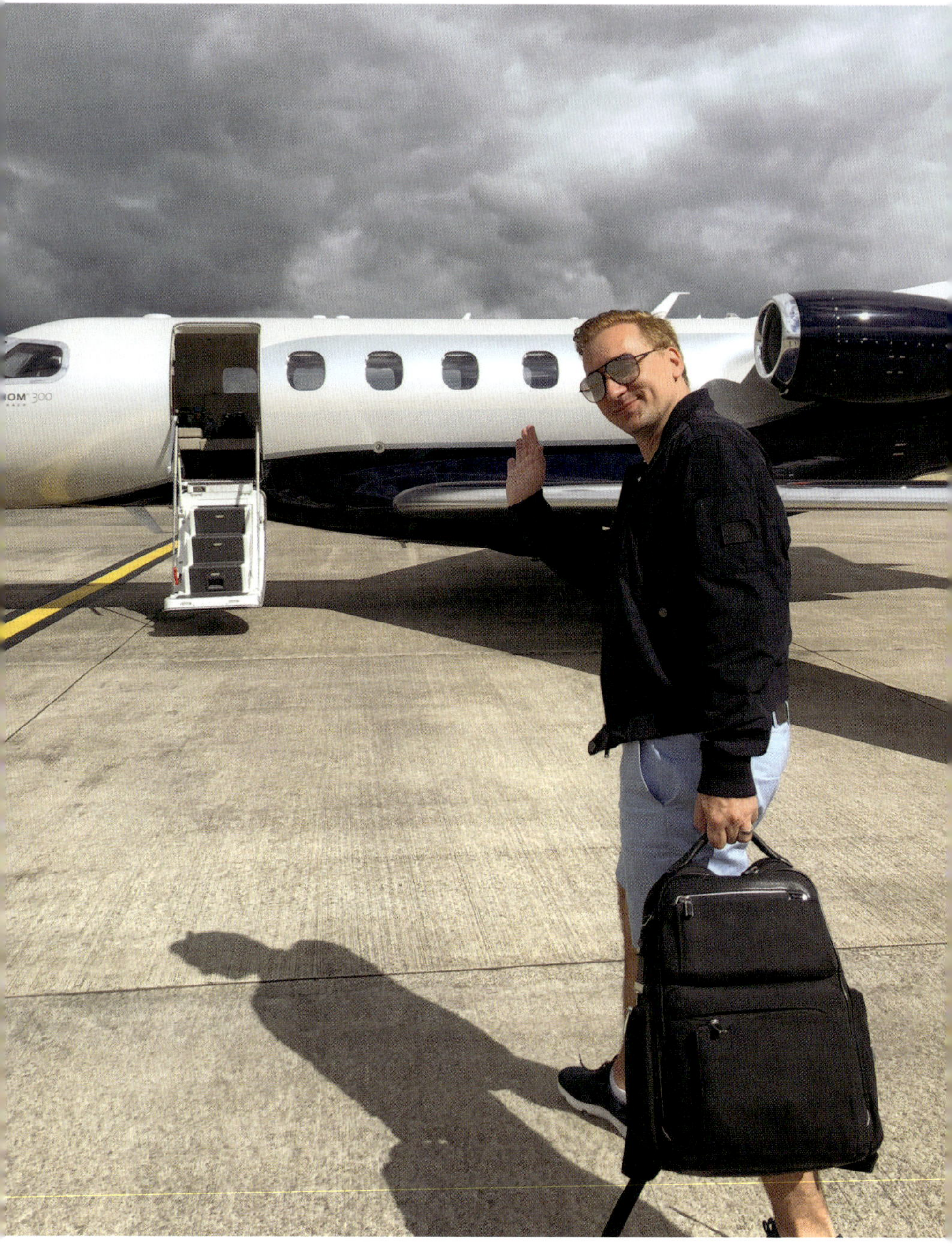

Hoffnung ist die Kraft, die einem die Stärke gibt, um weiterzumachen.

»Pauls Entwicklung ist mehr als ungewöhnlich«, sagt der Oberarzt. »Das geht alles fast schon zu schnell. Aber machen Sie weiter. Unbedingt! Und er muss eine Menge Proteine zu sich nehmen.«

Vielleicht wäre jetzt sogar der richtige Zeitpunkt, Paul zurück nach Deutschland zu bringen. Alles nimmt einen so positiven Verlauf, dass es ihm vermutlich guttäte, in eine vertrautere Umgebung zu kommen. Und damit auch in ein entspannteres Sprachumfeld, denn in Utrecht muss er von morgens bis abends Englisch reden, Englisch denken. Es wäre womöglich einfacher für ihn, gewissermaßen natürlicher, wieder in Deutschland zu schlafen.

In Berlin.

»Nach Hause«, hat er oft gemurmelt. Zumindest habe ich seine Laute so verstanden.

Und ich habe ihn immer vertrösten müssen. »Bald, Honey… Bald …«

Die Ärzte in Utrecht unterstützen unser Vorhaben sogar. Bei der weiteren Planung wird allerdings klar, dass die Überführung mit einem Hubschrauber wohl zu gefährlich wäre und anstelle dessen mit einem Krankenwagen durchgeführt werden sollte. Ein Hubschrauber dröhnt vermutlich zu laut, die Vibrationen könnten in Pauls Körper eine Vene platzen lassen, die Turbulenzen in der Luft sind nicht vorhersehbar, der Druck in der Atmosphäre pumpt das Blut möglicherweise zu abrupt durch die Adern, zusammengefasst: Zu viel Stress.

Es scheint risikofreier, einen Tag lang gemütlich über die Autobahn zu tuckern.

*

Ich fahre.

Vollgedröhnt mit Morphium.

Ich werde von Utrecht nach Berlin transportiert.

Trotz der Medikamente verspüre ich am ganzen Körper permanent Schmerzen. Die Ärzte haben gesagt, dieses Empfinden wird mich wohl nie mehr verlassen, es könnte höchstens sein, dass ich mich daran gewöhne, sodass es mein Leben nicht mehr zu hundert Prozent beeinträchtigt.

Es ist ein kontinuierlicher Schmerz. Nicht ein bestimmter Punkt, der sich meldet, nicht ein wechselnder Teil des Körpers: *Alles* schmerzt. Mal stärker, mal schwächer, aber anders als bei Menschen, die mal Bauchschmerzen haben oder deren Knie am Morgen verrücktspielt.

Ich bin deshalb auch nicht flugfähig, hieß es. Also schaukeln wir mit einem Krankenwagen von Utrecht nach Berlin, ungefähr sieben Stunden lang. Allerdings wurde ich derart mit Morphium vollgepumpt, dass ich meinen Körper nicht mehr spüre – abgesehen von den üblichen Schmerzen. Mir ist deshalb nur oberflächlich zugänglich, dass ich in einem Auto sitze, dass *wir fahren*; die meiste Zeit über falle ich in einen tiefen Schlaf, wie in eine andere Welt.

*

Sieben Stunden.

Ohne Pause.

Einmal auftanken. Also das Auto.

Einmal etwas zu essen kaufen, für die Fahrer.

Toilette.

Aber Paul liegt die ganze Zeit im Wagen. Und ich sitze daneben. Mein Arm schläft ein, bis zur völligen Taubheit, weil ich seine Hand nicht loslassen will.

Weil er schläft, und ich will ihn nicht wecken.

*

In Berlin wartet Alexa auf uns. Vor dem Eingang zur Klinik Humboldtmühle.

Und ich spüre sofort: Damit ändert sich alles.

Berlin.

Es muss jetzt darum gehen, Paul nicht mehr einfach nur zurück ins Leben zu bringen, sondern ihn wirklich aufzubauen. Denn er kann nichts.

Nicht einmal die Arme heben.

Und selbst wenn er das einige Zentimeter bewerkstelligt, dann schafft er es nicht, die Arme, die Hände zu koordinieren. Darum dürfen wir Paul auch nicht eine Sekunde lang allein lassen. Er würde augenblicklich fallen. Er kann nichts halten.

Die Ärzte und Therapeuten in Berlin konzentrieren sich vorrangig auf die Wiederherstellung seiner Fähigkeiten. Paul bekommt Ergotherapie und Logopädie im Stundentakt. Oder es ist nur Ballfangen, Ballwerfen angesagt. Er schafft beides nicht, weder Werfen noch Fangen. Unmöglich.

Es geht darum, diese Fähigkeiten nicht einfach wiederherzustellen, sondern die Erinnerungen an vergangene Fähigkeiten wieder ins Bewusstsein zu rufen und zu stärken.

Da Paul nur sehr mühsam laufen kann, müssen alle therapeutischen Maßnahmen in seinem Krankenzimmer stattfinden. Ich selbst lasse mich auch hier wieder häuslich nieder, gewissermaßen bin ich der *Sidekick* bei allen Therapien, vierundzwanzig Stunden am Tag.

Ansonsten wasche ich Paul, kämme seine Haare und ziehe ihn an. Damit er sich gut fühlt. Alexa war so frei, für uns beide erneut Klamotten zu kaufen. Ich habe sie gebeten, Unterwäsche für mich zu besorgen. Ein merkwürdiges Gefühl. Ich würde so etwas lieber selber erledigen, aber ich will nicht weg von Paul.

Ich spüre, dass meine Anwesenheit für ihn existenziell ist.

*

Die Räumlichkeiten in Berlin sind so organisiert, dass Margarita bei mir sein kann. Für mich ist das unglaublich wichtig: Ich brauche sie.

Und jeder in meinem Umfeld versteht glücklicherweise, welche Bedeutung Margarita hat. Ihre Unterstützung, ihre Ermutigung, ihr Ansporn ist meine Lebensversicherung. Mein Anker. Mein Auftrag an sie lautet: Halte mich am Leben – und bring mich zurück in eine Art von Existieren, das es wert ist, zu atmen.

Es ist so mühevoll, mich aus meinem Gedankenkerker herauszubewegen. Jeder Schritt eine Qual.

In meinen rudimentären Gedanken findet sich immer wieder die Prognose der Ärzte. Wenn wir fünfzig Prozent dessen erreichten, was *vorher* normal war, dann wären wir über die Maßen erfolgreich.

Was heißt das?

In mir hallt auch pausenlos die Aussage der Ärzte, ich sei behindert – und tatsächlich fühle ich die Beeinträchtigungen in jeder Sekunde.

Und dann, in diesen Momenten des Leidens, brauchst du jemanden an deiner Seite, der dich auf eine liebevolle Weise antreibt. »*Komm!*« Margarita ist der entscheidende Grund dafür, dass ich mich anstrenge. Deshalb benötige ich sie auch rund um die Uhr um mich herum. Damit sie mich herausfordert, mit ihrer positiven Energie.

Mit ihrem Lächeln. Ihrer Zuversicht.

Margarita pumpt mich voll mit Hoffnung. Also absolviere ich jede Therapie und erdulde die Schmach, nicht einmal einen blöden Ball fangen zu können.

Dieser Ball fliegt einfach an mir vorbei!

Die Fähigkeit, zu greifen, zu funktionieren, steckt wohl noch irgendwo in mir, aber sie wurde überdeckt. Stattdessen muss ich mich bei jeder Bewegung dazu zwingen, daran zu denken, welchen Muskel ich jetzt an welcher Stelle anspannen muss. Die Automatismen sind verloren. Man sagt im Allgemeinen gern, dass gewisse Aktivitäten wie automatisch ablaufen, aber heute weiß ich, dass das nicht stimmt. Nichts im Körper geht »automatisch«, wie von selbst, das glauben wir nur. Wenn die Hirnfunktionen derart limitiert sind, merkt man erst, welche gigantischen Leistungen unser Denkapparat bewirkt.

Sprechen und Handeln gleichzeitig? Unmöglich.

Ich muss mich dazu zwingen, mich auf jeden einzelnen Schritt zu konzentrieren. Also darauf, erst einen Satz zu sprechen, dann einen Ball zu werfen.

»Hundertzehn Prozent!«, ruft Margarita.

*

Wenn Paul spricht, besser: wenn er zu sprechen versucht, dann nur irrsinnig langsam. Er verschluckt dabei Silben.

Es klingt kaum verständlich, eher wie bei einem Volltrunkenen.

Er bemüht sich darum, einen Ball zu fangen. Aber es klappt nicht. Die Kugel fliegt an ihm vorbei. Eine Hand schnappt entweder zu spät, oder sie greift ins Leere. Oder die Hände öffnen sich nicht schnell genug. Manchmal wiederum verschließen sich seine Hände auch zu spät, um den Ball festzuhalten.

Das Abschätzen, mit welcher Geschwindigkeit ein Gegenstand an ihn heranfliegt und welche Entfernung er zurücklegen muss, bereitet ihm unglaubliche Schwierigkeiten. Wenn ich ehrlich bin, hätte ich vorher nicht gedacht, welche enormen kognitiven Voraussetzungen für so einen simplen Vorgang vorhanden sein müssen.

Aber ich kenne Paul so gut – und ich weiß, er muss Vertrauen darin haben, Dinge schaffen zu können.

Wenn er daran glaubt, dann wird er diese Aufgabe meistern. Das gilt auch ganz generell im Leben: Wenn du etwas wirklich erreichen willst, dann mobilisierst du unglaubliche Kräfte, ungeahnte Energiefelder, um dein Ziel zu erreichen. Und Paul muss daran glauben, dass er schneller und besser werden wird.

Nicht hundert Prozent – wir schaffen hundertzehn Prozent.

Und zwar jeden Tag. Nicht nur heute. Auch morgen. Und übermorgen.

Du schaffst das!

Hoffnung eröffnet Möglichkeiten. Solange es menschliches Leben auf dieser Erde gibt, so lange wird es immer eine Möglichkeit geben. Immer! Wir können etwas ändern.

Wenn ich mir so zuhöre, dann klingt das vielleicht, als ob ich eine tiefergehende Weisheit oder zumindest einen genauen Plan hätte.

Nein.

Woher soll ich wissen, was in einer solchen Ausnahmesituation *wirklich* zu tun ist. Ich weiß nur eines: Ich muss stark sein. Und ich muss die Kontrolle übernehmen.

*

Berlin! Es klappt doch wieder mit dem Erinnern.

Zumindest sekundenweise.

Ich habe verstanden, dass ich neun Tage in Utrecht in einem Krankenhaus gelegen habe und jetzt in die Klinik Humboldtmühle überstellt worden bin. Professor Hesse und Dr. Jawari sind hier meine betreuenden Ärzte.

Dabei bin ich nicht krank. Zumindest empfinde ich es nicht so. Wenn man mit einer Grippe im Bett liegt, dann ist man: krank. Ich hingegen hatte einen schweren Unfall mit Folgen, so weit kann ich das mittlerweile kombinieren, und an den Nachwirkungen habe ich zu knabbern.

Mit meinen Ärzten Hesse und Jawari fühle ich mich manchmal wie auf einem Ozean: Ohne Ziel, um mich herum nur Meer, Wasser, kein Land in Sicht. Ohne Zeitvorgabe. Niemand weiß, ob wir das rettende Ufer erreichen. *Wann wird es besser? Was wird besser?* Nur Horizont.

Aber Professor Hesse ist mein sicherer Hafen. Gerade dann, wenn es zu stürmisch wird.

Der zweite Ankerplatz, emotional, familiär, ist Margarita.

Ohne meine Rettungsinseln wäre ich verloren.

Vermutlich verzweifeln viele Familien in einer ähnlichen Situation, wenn sich keine Besserung einstellt. Wenn ein geliebter Mensch sich auch nach Monaten Therapie nicht wieder halbwegs artikulieren und nicht wieder laufen kann. Es gibt viele solcher tragischen Fälle.

Daher fühle ich etwas, zum ersten Mal seit längerer Zeit, und zwar:

Dankbarkeit.

Dafür, dass ich wieder halbwegs beisammen bin.

*

Plötzlich spüre ich genau, welche Kraft eine einzige kleine Blume hat, die man einem Kranken überreicht. Sie ist ein Symbol für Hoffnung.

Ein Foto, eine Zeichnung, ein vertrauter Geruch. Diese eher symbolischen Gesten tragen eine überragende Kraft in sich. Jemanden an seiner Seite zu wissen, und wenn es eine Krankenschwester ist, die dir das Gefühl vermittelt, alles unter Kontrolle zu haben, das ist unglaublich wichtig. Einfach nur ein Lächeln.

Eine positive Ausstrahlung.

Ich muss ein Licht sein, dass durch das Fenster scheint.

Wir alle müssen so ein Licht sein.

Kranke brauchen das. Sie sind zu schwach, verloren in der Dunkelheit.

Da mir das inzwischen klar geworden ist, auch, in welchem Ausmaß Paul sich Sorgen macht, über so viel Unnötiges, über mich, über die Situation, über die Zukunft, daher weiß ich, dass für ihn, in seiner augenblicklichen Hilflosigkeit, eine geradezu apokalyptische Katastrophe ausbrechen würde, wenn ich zu weinen begänne. »*Wenn Margarita schon weint, wie soll ich das dann durchstehen? Es hat also alles keinen Sinn. Es gibt keine Zukunft.*«

Das würde er nicht überleben.

Solche Gedanken müssen auf jeden Fall von ihm ferngehalten werden. Sein einziges Ziel muss die Wiederherstellung, die Genesung sein. Alles andere muss zurückstehen. Auch ich. Vor allem ich.

Es geht einzig und allein um seine Wiederherstellung, *recovery,* und zwar jeden Tag aufs Neue. Nicht mal hier eine Stunde und mal da eine Stunde, sondern *jede* Stunde. Jeden Tag.

Alles wird gut! Du wirst wieder der Alte sein!

Glaub mir!

*

Jeden Tag. Jede Stunde.

Und ich wiederhole mich, notwendigerweise, weil wir mit jedem neuen Tag nur wieder am Anfang stehen: *Alles wird gut! Du wirst wieder der Alte sein!*

Glaub mir!

Und das ist keine Möglichkeitsform – das ist eine Tatsache.

»Hörst du, Paul, das ist eine Tatsache! DU WIRST WIEDER GANZ GESUND WERDEN!«

Er schaut mich lange an.

»Und jetzt komm, wir müssen noch eine Runde spazieren gehen.

Er nickt.

Ich befinde mich in einer ungewohnten Situation. Dieses Ausstrahlen von Strenge, und gleichzeitig: Liebe.

»Noch eine Runde!«, befehle ich mit einem Lächeln.

»Ich fühle mich heute nicht so gut …«

»Come on, Paul! Das wird ein guter Tag!«

Es gibt einen Satz, den wir vermutlich alle schon gehört haben – mir wird er inzwischen zum Mantra. Ich ziehe daraus Kraft, so groß, dass sie die Welt verändern kann. Es geht um den Spruch, Probleme nicht als Steine zu betrachten, die den Weg versperren, sondern als Möglichkeiten. Als Herausforderungen, um Dinge besser zu machen. Um Dinge zu ändern. Um das Beste daraus zu machen.

Ja, der einzige Mensch, der dich wirklich glücklich machen kann, bist du selbst. Umgekehrt bist du aber auch der einzige Mensch, der dich unglücklich machen kann.

Paul wiederum ist so schwach.

Er braucht ein zärtliches Fordern.

Und ich kenne ihn genau. Jeden Gedanken, jeden Blick, jede Mimik. Alles.

Tatsache ist: Er nimmt inzwischen mehr Nahrung zu sich, er bewegt sich besser. Sogar sein Schlafen wird ruhiger. Aufgrund der Schmerzen schläft er zwar nachts immer noch nicht durch; er dreht sich unaufhörlich, wird pausenlos wieder wach und steht um sechs Uhr morgens Gewehr bei Fuß, um aufzustehen (weil spätestens dann die Schmerzen wieder die Oberhand gewinnen). Aber sein Wille ist von Tag zu Tag deutlicher wahrnehmbar: Er will hier raus!

Ich muss bei allem sehr behutsam vorgehen, denn neben dem Vorsatz zu gesunden lauert stets die Bereitschaft aufzugeben. Bei allen sensitiven Menschen.

Wenn ich nur an den Moment zurückdenke, wie wir nachmittags Musik gehört haben. Plötzlich begann er zu weinen, wie ich das noch nie bei ihm erlebt habe. Er hörte gar nicht mehr auf. Als ob sämtliche Schleusen geöffnet worden wären.

Paul kannte den Song.

Und er hat auf die Lyrics gelauscht.

Sie erinnerten ihn an frühere Zeiten, an sein vergangenes Leben, sie beschäftigten ihn, brachten ihn zum Heulen. In eine tiefe Traurigkeit.

Das war ein Fehler.

*

Jeder Schritt fällt mir schwer. Die Vibrationen beim Auftreten, beim erneuten Aufsetzen der Fersen, verursachen mir Übelkeit.

Aber ich habe ein Ziel. Ich will gehen.

Mir war es immer schon, mein ganzes Leben lang, extrem wichtig, auf niemanden angewiesen, von niemandem abhängig zu sein, niemandem auf der Tasche zu liegen – und nun muss ich all diese Vorsätze über Bord werfen. Ich fühle mich schlecht und habe pausenlos das Bedürfnis, mich zu entschuldigen.

Margarita erwidert ebenso kategorisch: »Es ist gut. Alles ist gut. Kein Problem – wir stehen das gemeinsam durch!«

Auch die Ärzte und Schwestern im Krankenhaus geben mir nie das Gefühl, ich wäre ihnen eine Last oder dass ich Ihnen mit meiner Schwäche auf die Nerven gehe, mit meinen Launen, mit meinen Handicaps. Stattdessen ermuntern sie mich. Es sei okay, jetzt über keine Fähigkeiten zu verfügen, nichts zu können, gar nichts.

Sie sagen: Es ist in Ordnung, dass du momentan nicht einmal gehen kannst. Du hast trotzdem einen Wert.

Es reicht schon, dass du es versuchst.

Du bist ein wertvoller Mensch.

Das nimmt mir eine große Last.

*

Wir schauen kaum Fernsehen.

Wir lesen keine Zeitung. Wir schauen nicht auf das Handy oder surfen im Internet.

Ich rufe niemanden an, nicht einmal meine Mutter. Melde mich bei keinem meiner Freunde. Bei niemandem.

Sie alle kommen in meinem Gedanken nicht vor.

Was sollte ich ihnen auch sagen? Etwa, dass Paul kaum verständlich spricht, dass er eher grunzt; dass er nicht allein gehen kann, dass er nicht einmal in der Lage ist, einen Ball zu fangen? Was würde es bringen, wenn ich ihnen das alles erzähle? Es gäbe nur noch mehr Menschen, die sich Sorgen machten.

Ich kann momentan keine Unruhe gebrauchen. Ich muss stark sein.

Also gibt es nur diesen Raum. Das Krankenbett.

Wir beide sind völlig herausgehoben aus der Realität. Ich weiß weder, was in der Welt politisch vor sich geht, noch gesellschaftlich oder kulturell. Ich weiß einzig und allein, an welchem Punkt Paul steht.

Es gibt nur noch diesen Raum.

*

Ein einziges Mal schalten wir den Fernseher ein. Nachts. Ein Beitrag auf CNN. Es geht um die belgische Hauptstadt, um ein Attentat, in Brüssel habe ich selber schon aufgelegt – und plötzlich *verstehe* ich, dass dort irgendwo auf der Welt etwas geschehen ist. Und dass ich diese Straßen entlanggegangen bin. Ich kann plötzlich einen Gedanken denken. Und behalten.

Das war alles weg. Ich erlebe für einen kurzen Moment das Wiedererstehen eines komplexeren Gedankens.

Ein kleines bisschen mehr, jeden Tag.

Plötzlich zu verstehen, was das bedeutet, wenn CNN Nachrichten bringt, zaubert mir ein Grinsen ins Gesicht. Es passt nicht zum Beitrag, aber ich spüre Freude. Weil ich bisher keinen Gedanken halten konnte. Mich verloren hatte.

Diesen Zustand zu beschreiben ist schwierig. Ich würde es gern abgrenzen von jemandem, der orientierungslos in einer fremden Stadt aufwacht und sich an nichts erinnern kann. Das Problem ist nämlich: Ich kann nicht mal sagen, ob ich ein Ich-Bewusstsein habe. Oder ob da nicht einfach nur nichts ist. Weil ich mich weder daran erinnere noch darin.

Ich stelle nicht infrage, wer ich bin. Aber ich weiß auch nicht, wer ich bin.

Margarita lächelt. Das ist das Wichtigste für mich. Niemand am Bett, niemand in meinem Umfeld macht ein betrübtes Gesicht. Irgendwie ist mir zwar schemenhaft klar, dass etwas passiert sein muss, aber ich habe keinen blassen Schimmer, was das gewesen könnte. Ich liege nur herum. Und schlafe.

Mein Grundgefühl: *Es wird alles wieder gut.*

*

Heute habe ich Paul ermuntert, sich selber zu waschen.

Wir bewegen uns also in Zeitlupengeschwindigkeit Richtung Bad, wo ich ihn auf einen kleinen Plastikstuhl unter den Duschkopf setze, um ihn abzuduschen. Dabei reiche ich ihm die Seife, er soll den Schaum mit kreisenden Bewegungen auf seinem Körper verteilen.

Er braucht es, Dinge wieder allein zu machen. Nicht nur hilflos zu sein.

Und es funktioniert.

Wieder so eine kleine Sache, die für ihn wichtig ist.

Nach und nach lernt er, sich selber anzuziehen. Erst das T-Shirt, dann die Hose. Und zum Schluss – das größte Problem, es dauert auch eine Ewigkeit – die Socken.

Irgendwie, überlege ich, fehlt noch ein entscheidendes Detail. Es geht weniger um die Kleidung, das Waschen, das Schlafen – es geht mehr um eine Geste. Etwas, das er einfach nur wahrnehmen soll, ohne darüber zu sprechen (was ihm ohnehin immer noch schwerfällt). Etwas, das Wärme in sein Herz bringt. Ein Symbol, das ihn ablenkt und für einen kurzen Moment aus seinem Schmerz befreit. Und von den Stimmungsschwankungen ablenkt, denn nach jeder Therapie-Einheit ist er sehr, sehr müde. Er hängt oft in den Seilen und braucht viele Pausen. Bevor es weitergeht mit einer erneuten Therapie-Einheit.

Aber was könnte das sein?

Keine Ahnung.

Blumen stehen inzwischen zahlreich in seinem Zimmer, und die Wände sind übersät mit Fotos.

Plötzlich habe ich eine Idee, melde mich ab, fahre in einen Kostümladen und kaufe mal eben ein überdimensionales Teddybärenkostüm. Die einzige Größe, die sie vorrätig haben, ist die für einen ausgewachsenen Mann. Egal.

Ich schleiche mich zurück ins Krankenhaus, ziehe mich heimlich im Badezimmer um – und steppe dann polternd in das Krankenzimmer.

»Guten Morgen«, sage ich wie selbstverständlich. In einem gigantischen Bärenkostüm.

Paul starrt mich mit riesigen Augen an und beginnt dann plötzlich derart befreit zu lachen, dass ich weinen muss. Um mit ihm zu lachen. Wir beide kichern wie kleine Kinder.

Lachen ist die beste Medizin, heißt es in diesem abgedroschenen Sprichwort, aber Pauls Reaktion ist wahrlich eine Bestätigung. Paul grinst und prustet, japst nach Luft, als ob neue Energie in seinen Körper gepumpt würde.

*

Immer wieder fordert Professor Hesse mich auf: »Bewegen Sie Ihren Arm nach oben.«

Es geht nicht.

Tag für Tag.

Die Wahrscheinlichkeit, dass ich das nie wieder schaffen werde, ist hoch.

Obwohl ich jeden Tag Ergotherapie bekomme, wo ich lerne, Dinge zu greifen oder Obst mit einem Messer zu schneiden. Selbst solche Banalitäten wie einer anderen Person High-Five zu geben, überfordern mich.

»Bewegen Sie Ihren Arm nach oben.«

Immer wieder fordert Professor Hesse mich auf – aber heute, einige Wochen nach der Einlieferung, kann ich plötzlich meinen Arm heben. Einfach so. Es ist unglaublich!

Margarita und ich weinen wie kleine Kinder.

*

Ich ertrage dieses Zimmer nicht mehr. Dieses Krankenhaus. Die Luft, das Essen, die Beleuchtung, die Einrichtung.

Meint: Vierundzwanzig Stunden Krankenhaus. Tag und Nacht.

»Paul, wir müssen hier raus«, sage ich und schiebe ihn aus dem Zimmer. »Immer nur hier drinnen, von morgens bis abends, nachts – lass uns in den Park gehen …«

Im Rollstuhl.

Es ist sehr kalt.

Alexa hat Jacken für uns besorgt, und eine warme Decke für Paul. Raus hier, denke ich, um irgendwie seine Schmerzen nach draußen zu schieben, aus dem Kopf heraus in den Abendhimmel.

Wir rollen bis ans Ufer des Tegeler Sees, ich muss sehr vorsichtig rangieren, weil dort überall kleine Steine den Weg behindern. Sie versetzen den Rollstuhl in feine Rotationsbewegungen. Und jeder einzelne dieser kleinen Steine wird durch Pauls Nervenbahnen ins Gehirn geleitet und verursacht höllische Schmerzen.

Auf einer kleinen Anhöhe, an einer Bank, blockiere ich den Rollstuhl, setze mich neben Paul, und wir schauen schweigend in die Natur hinein. Es ist schön.

Frieden.

Vögel zwitschern, Frühling bricht an, Menschen schlendern an uns vorbei.

Und wir sitzen schweigend daneben. Unsere Kommunikation läuft ohnehin beinahe ausschließlich wortlos.

Einmal schlendert ein junges Pärchen an uns vorüber, und ihr Blick ist irgendwie fremdartig, fast schon abgestoßen.

*

Was mich überhaupt nicht beschäftigt, ist die Frage, ob ich irgendwann wieder Musik machen kann. Die Vorstellung, eines Tages wieder auf einer Bühne zu stehen, existiert schlicht nicht. Nein, die erste und entscheidende Frage ist: *Werde ich jemals wieder laufen können?* Diese Frage quält mich unaufhörlich.

Margarita hat mich in den Rollstuhl gesetzt und zum Tegeler See geschoben, vermutlich um mich von diesen schlechten Gedanken zu befreien. Einfach nur mal frische Luft schnappen, so ihre Einladung. Vermutlich, um mich zu motivieren.

Einmal bin ich sogar wackelnd aufgestanden und habe den Rollstuhl als Gehhilfe vor mir hergeschoben.

Etwa hundert Meter weit.

Eine irrsinnige Entfernung – für mich.

Anschließend musste ich lange pausieren und sitzen.

Werde ich jemals wieder laufen können? Immer wieder überwältigt mich meine schlimmste Phobie. Nicht mehr gehen zu können, weder auf die Toilette noch zum Supermarkt. »Bühne« oder »Musik« finden dagegen überhaupt nicht statt. Auch nicht, was vielleicht in zwei Monaten sein könnte. Ausschließlich die Gegenwart beschäftigt mich. Also: Rollstuhl. *Schmerzen.*

Und: Mein Sprachzentrum ist zerschossen. Allerdings entstehen in den Arealen, in denen das verarbeitende Gehirngewebe abgestorben, zerstört ist, sogenannte Gliazellen, und die kann man trainieren und ankurbeln. Es sind reine Übermittler, die Nervenzellen unterstützen, selbst aber keine sind. Sie kommen im Gehirn zehnmal häufiger vor als Nervenzellen. Dadurch ist das umliegende Gewebe in der Lage, Fähigkeiten zu erlernen – aber auch nur, wenn die Gliazellen entsprechend auf Touren sind. Die Neubildung dieser Zellen wiederum verschlingt so viel Kraft, dass ich nach einem kurzen Gespräch mit einem Arzt, vielleicht gerade einmal zehn Minuten, für den Rest des Tages schlafen muss.

*

Paul mag bekanntlich Schokolade.

Und die Ärzte unterstützen diese Vorliebe. Schokolade ist nämlich ein Energielieferant für das Gehirn. Sie unterstützt die Verknüpfung von neuen Hirnzellen. Außerdem sorgt sie kurzzeitig für gute Laune.

Also rolle ich mit Paul zum Supermarkt, um Nachschub an Vollmilchschokolade zu besorgen.

Auch dort dann dieser merkwürdige Blick der Menschen, wenn ich mit Paul im Rollstuhl vorbeiziehe. Es ist kein mitleidiges, mehr so ein entrüstetes Schauen, ungefähr so, als ob die Menschen beanstanden, dass ich ihnen einen *solchen* Anblick zumute. Als ob sie *so etwas* nicht sehen wollen. Als ob es stört.

Sie betrachten Paul im Rollstuhl (den sie nicht als den Star-DJ erkennen), dann sehen sie auf mich, das arme kleine Ding, und wieder zurück zu Paul. Aber niemand spricht uns an.

Sie glotzen nur. Und zwar in keiner Weise freundlich.

Sie fühlen sich belästigt durch einen Rollstuhlfahrer.

Paul wiederum nimmt seinerseits diese Blicke wahr, und es arbeitet in ihm. Er ist so zerbrechlich, sieht diese Abneigung, diesen Ekel, und er versteht das alles nicht.

»Excuse me …«, spreche ich einen Passanten an, unschlüssig, wo die Schokolade zu finden ist. Ich muss Englisch sprechen, weil mein Deutsch nicht für diese Frage reicht. Und das scheint die Menschen hier erst recht zu ärgern. Wir sind nicht erwünscht.

Die Leute sind sehr unfreundlich.

Auch weil wir mit dem Rollstuhl den Gang versperren. Die Gassen sind zu schmal, um neben dem Rollstuhl noch an die Waren in den Regalen zu gelangen oder an uns vorbei zur Kasse zu eilen. Also bewegen wir uns in einer Wolke aus Grummeln.

Dagegen: Keine Hilfe.

Kein Entgegenkommen. Wir sind eingedrungen in ihre Komfortzone.

Geht hier weg.

Wir sind wie Aussätzige, die die anderen Menschen beschmutzen. Ich verstehe es nicht ganz, aber gerade die Decke, die auf Pauls Beinen liegt, *das Wollding*, irritiert sie. Dabei ist es kalt draußen, zumindest für einen Menschen im Rollstuhl. Und ich registriere diese lieblosen Augen der gehetzten Käufer und frage mich, warum sie Paul damit verängstigen müssen.

Ich habe so einen Blick vorher noch nie gesehen. Als ob wir Eindringlinge in eine gesättigte Welt seien. In der es offensichtlich weder Krankheit noch Leid gibt.

Keine Schmerzen. Eine Welt, die rein bleiben soll.

»Wir müssen da durch«, sage ich zu Paul. Mehrdeutig. Er lässt jeden Kunden vor, aber auch wir müssen irgendwann etwas aus dem Regal nehmen.

»Hast du gehört, was sie über mich gesagt haben?«, flüstert er.

»Es ist nicht wichtig, was diese Menschen sagen. Vergiss es. Wir werden sie nie mehr wiedersehen.«

Ich bezahle, schiebe Paul nach draußen, in die Abendluft, und ich spüre, dass er seine Kraft verliert, seinen Willen, selber zu laufen, seinen Kampf um sein Leben. Er ist tief verletzt.

Ich kann seine Gedanken lesen: *Warum sind diese Menschen so grausam zu mir?*

»Es gibt andere Supermärkte«, sage ich und schaue ihn lange an. »Es gibt andere Menschen. Wir suchen eine andere Einkaufsmöglichkeit. Zusammen. Vergiss diesen Ort. Ignoriere diese Menschen.«

Ich muss verhindern, dass er an sich zweifelt. An seiner Aufgabe.

Wenn ihm jetzt alles sinnlos vorkommt, weil die Menschen ihn derartig behandeln, wenn jetzt wieder Fragen aufkommen, wo wir gerade auf einem so guten Weg sind, dann ist das gefährlich.

Ich muss ihn von seinen negativen Gedanken befreien, denn er hat noch nicht die Kraft, das selber zu schaffen. Er kann noch nicht »über den Dingen stehen«. Er ist mittendrin. Und vor allem schwach. Empfindlich.

Also muss *ich* wieder für uns beide stark sein. Und ihn dadurch an seine Stärke erinnern.

Deshalb schiebe ich Paul nicht auf dem schnellsten Weg zurück ins Krankenhaus. Wir würden nur das Erlebte mit hineinschleppen. Ich schlage ihm stattdessen eine Runde durch den Park vor. Um ein wenig gehen zu üben. Nur ein paar Schritte.

»Okay«, antwortet er leise.

Wir müssen damit klarkommen, dass Paul für immer auf den Rollstuhl angewiesen sein könnte. Seine Beine sind zwar nicht gelähmt, aber kraftlos. Einige wenige Schritte im Park bedeuten für uns also eine Menge, ungleich mehr als für normale Menschen.

»Ein kleines bisschen Training«, ermuntere ich ihn.

Ohne Ärzte im Hintergrund. Ohne grummelnde Menschen, die auf ihn herabschauen.

Und es funktioniert! Es sind *große* Schritte.

*

Margarita beobachtet mich aufmerksam, wenn ich zu sehr in eine gefährliche Gedankenspirale verfalle. Immer dann, wenn ich nicht loslassen kann von meinen Fragen.

Warum ich?

Manche Menschen, die sich in einer ähnlichen Lage befinden, sind über diese Fragen, über das Grübeln, in ein tiefes Loch gestürzt. Weil irgendwann keine Herausforderung mehr wartet, sondern nur noch das Vergleichen. Sie werden depressiv, weil ihnen aufgeht, dass sie lediglich zu einem unterdurchschnittlichen Prozentsatz funktionieren.

Warum ich?

Oft denke ich mit Margarita über diese Frage nach.

Sie wehrt mein Grübeln ab und besteht darauf, dass wir selbst in den dunkelsten Momenten auf die positiven Aspekte schauen sollten. Es stimmt: Dieser schreckliche Unfall geschah in unmittelbarer Nähe eines der besten Krankenhäuser Europas. Und einer der besten Spezialisten auf dem Gebiet der Gehirnchirurgie, Professor Biessels, war zufällig genau am Unfallmorgen anwesend. Die Mitarbeiter waren wirklich extrem um mich bemüht. Ebenso in Berlin. Über allem schwebte zudem der Engel meines Lebens, Margarita, die offensichtlich gesendet wurde, um mein Leben zu retten.

Mit Liebe.

In diesem Begriff erklärt sich für mich inzwischen vieles.

Liebe ist eine der stärksten Energieformen, die ich kenne. Das Wort »Gefühle« will ich nicht benutzen für eine Umschreibung, weil ich Liebe ansonsten nur in eine Reihe mit anderen Gefühlen stellen würde. Aber Liebe gab mir die Kraft, durch all das hindurchzugehen. Margarita ihrerseits hätte all das nicht für mich getan, wenn sie nicht genauso intensiv Liebe gespürt hätte.

Schon in dem Augenblick, als Margarita das Krankenhauszimmer betrat, zentrierte sich in mir dieser Gedanke: *Liebe!*

Obwohl ich im Koma lag. Obwohl mein Sprachzentrum zerstört war. Obwohl ich nichts denken konnte.

Sie sagte: »Halt meine Hand.«

Und ich hielt ihre Hand. Obwohl ich weder denken noch verstehen, geschweige denn eine Handlung hätte planen können.

Es blieb auch auf ihre Finger beschränkt.

Die Krankenschwestern haben Unmengen an Nadeln in meine Hände gestochen, um wenigstens eine minimale Bewusstseinsfunktion zu entdecken. Weil da nichts war!

Aber ich hielt Margaritas Hand.

Ich reagierte auf keine Stimme, weil mein Gehirn sich abgemeldet hatte, ich begriff nicht die kleinste Aufforderung – aber ich fühlte: *Liebe*.

Irgendwo in diesem Gefühl muss es auch so etwas wie eine Seele geben. Ohne Koordinaten, ohne Nistplatz, ohne Wucherung.

Ein Mysterium wie die Seele lässt sich nicht lokalisieren.

*

Viele Schwestern und Ärzte gehen im Park joggen. Wir beobachten sie dabei.

Manchmal winken wir sogar und wünschen ihnen eine gute Zeit, und manchmal denke ich verstohlen: Werden Paul und ich es ihnen jemals wieder gleichtun? Paul ist nicht einmal in der Lage, sich selbst aufzurichten, geschweige denn allein zu gehen. Das motorische System ist zerstört.

Joggen?

Heute Morgen berichtete er von einer Therapieform namens Lokomotion, aus der Biomedizin, zur Rehabilitation des Gehens. Dazu müssten wir seinen Körper in eine Art Pferdegeschirr gürten und dann mit einem Kran aufrichten und auf ein Laufband heben. Dann würde er aufrecht stehen und könnte nicht fallen. Und die Schrittgeschwindigkeit ließe sich langsam steigern, bis hin zu einem realistischen Traben.

Je länger ich darüber nachdenke, desto besser gefällt mir die Idee.

»Weißt du was«, sage ich plötzlich, »in einigen Monaten werden wir genauso wieder durch den Park joggen.«

*

Ich merke, dass ich anders spreche als früher. Auch wenn mir mein Umfeld versichert, es sei kaum ein Unterschied festzustellen.

In dem Areal, in dem mein Hirn einen mächtigen Schlag abbekommen hat, dort sitzt auch das Kreativzentrum. Ich habe immer wieder Panik, dass ich überhaupt nicht mehr weiß, was das sein soll: Kreativität.

Oder: Musik.

Deshalb habe ich die Beschäftigung mit Klängen, mit Tönen, auch immer wieder vor mir hergeschoben.

Es ist blanke Angst.

Vielleicht klingt das blöd, aber Musikmachen ist das Einzige, was ich kann.

»Komm«, sagt Margarita auf einmal, als könne sie Gedanken lesen, »wir machen das zusammen.«

Sie stellt das Radio an. Schritt eins: Nur Gedudel. Irgendwas. Einfach anfangen, einfach nur wieder Musik hören, Charts-Mucke. Ehe sie gezielt Musik sucht und einspielt, die mit uns zu tun hat.

In diesem Moment gibt es kein Halten mehr.

Das Wasser läuft mir nur so aus den Augen. Ich heule bei jedem Song.

Es sind völlig gegensätzliche Stücke – trotzdem. Ob nun Carlos Vives, ein kolumbianischer Künstler, den ich einfach mag, weil er ein toller Mensch, ein großartiger Musiker ist – nur ein einziger Song, der mich immer schon bewegt hat. *Aus.*

Oder »Somebody« von Depeche Mode, das Stück, das ich ihr vorgesungen habe, als es ihr nicht gut ging. Und das sie mir vorgesungen hat, im Koma.

»Nein … Bitte …«

Es geht nicht.

*

Die Bürgersteigkante ist zu hoch.

Ich muss den Rollstuhl anheben bei dem vielleicht unmäßigen Versuch, durch den Tegeler Park bis nach Alt-Tegel zu schlendern, aber ich bin zu schwach. Während meiner Anstrengungen rutscht Paul nach vorn und droht herauszufallen. Aber heute ist ein guter Tag.

Einige Menschen sehen, wie ich mich abmühe, und helfen mir. Ein junger Mann steigt sogar extra vom Fahrrad ab und hievt Paul zurück in eine ideale Sitzposition. Kaum dass ich mich bedanken und ihm etwas von der Schokolade anbieten möchte, die wir im Supermarkt gekauft haben, ist er schon winkend davongefahren.

Es gibt ein Vorurteil, dass Deutsche kalt seien, in ihrem Herzen, das kann ich nicht bestätigen. Das Wetter ist kalt, zugegeben, speziell für mich aus Kolumbien. Wenn ich außerhalb von Bogotá über die Landstraßen fahre, dann wachsen dort Papaya, Mango und Bananenstauden, einfach so; es scheint fast immer die Sonne. Und ja, im Gegensatz zur kolumbianischen Lebensfreude, in der sich Menschen pausenlos umarmen und küssen, erscheinen Deutsche distanzierter. Aber ich habe lange in Peking gelebt, und hier wiederum würden manche Deutsche fast schon heißblütig erscheinen. Dabei sind auch Chinesen keine kalten Menschen.

Es kommt immer auf die Einstellung an. Wir alle sind Menschen, die je nach Situation kalt oder warm sein können. Wenn ich einen Menschen kennenlerne und diese Barriere, die ursprüngliche Grenze zwischen uns, niederreiße, dann erscheint der wahre Mensch. Unabhängig von seiner Nationalität.

Selbst Paul erscheint auf Fotos zuweilen kühl und distanziert – dabei ist er so süß und liebevoll, wie ich das kaum jemals zuvor erlebt habe.

Im Park, heute, wurde Paul von niemandem erkannt. Er ist auch dick vermummt, damit ihm warm bleibt. Und es ist auch völlig unwichtig, ob er jemals so etwas wie ein Star war. In diesem Moment ist die Vergangenheit ohne Bedeutung. Es geht einzig darum, dem Singen der Vögel zu lauschen, sich dem Erwachen der Natur, den ersten warmen Sonnenstrahlen im Frühling zu ergeben.

Und: zu lächeln.

Paul ist so verwundbar. So schwach.

*

»Wann kann ich wieder nach Hause?«

In dieser Frage steckt meine ganze Hoffnung.

Ohne dass ich das Gefühl hätte, es ginge mir von Tag zu Tag besser. Wenn man in einer solchen Spirale steckt, ob nun aufwärts oder abwärts, dann fühlt man nicht mehr jede Kurve. Es ist einem nicht klar, ob es eines Tages wieder besser gehen könnte. Oder schlechter.

Trotzdem will ich nach Hause.

Was mir auffällt, ist, dass diese blöde Phrase stimmt: *Ein Schritt vor, zwei Schritte zurück.* In meiner Situation trägt sie eine tiefe Wahrheit. Weil auch die Menschen um mich herum mich damit motivieren: Mach den Schritt vorwärts!

Ansonsten gehst du unter.

Darüber bin ich dankbar.

Auch für die kleinen Aufmunterungen: »Komm!«

Und deshalb wächst in mir so ein: Ja! Ich werde es schaffen. Ich mache diesen einen Schritt. Auch wenn ich zwei Schritte zurückfalle. Ich mache diesen einen Schritt!

»Wann kann ich wieder nach Hause?«, nerve ich wieder einmal den diensthabenden Arzt.

»Was wir versuchen können«, antwortet er bedächtig, »ist Folgendes: Sie fahren abends nach Hause, schlafen dort und kommen am nächsten Morgen wieder zurück in die Klinik.«

Inzwischen müssen meine Organe nachts nicht mehr überwacht werden. Ich muss auch nicht mehr pausenlos irgendwelche Medikamente schlucken, die mich in die Abläufe eines Krankenhauses zwingen.

»Einverstanden!«, sage ich überschwänglich.

Es ist der 22. Mai, an dem ich zum ersten Mal wieder nach Hause darf.

Nach drei Monaten Krankenhaus.

*

Zurückzukommen, zurück nach Hause, bedeutet neue Herausforderungen. Im Krankenhaus gab es feste Abläufe, professionelle Betreuung, Pflegepersonal, und sämtliche Einrichtungsgegenstände waren für die Bedürfnisse von Kranken oder Behinderten hergestellt.

Zu Hause gibt es nur noch meine Person: »Margarita«.

Wenn Paul fallen sollte – dann gibt es nur noch mich. Ich muss alles allein machen.

Richtig, nach Hause zu kommen meint auch: *Normalität* – aber dann zeigt sich, dass der Wohnzimmertisch spitze Ecken hat. Wie bei einem Kleinkind muss ich plötzlich auf solche Dinge achten. Pauls Koordination ist noch nicht perfekt, er schwankt oft. Manchmal stolpert er. Er kann nicht richtig greifen oder sich festhalten.

In der vermeintlichen Routine eröffnen sich ungeahnte Hindernisse. So ist beispielsweise unsere geliebte Dusche nicht sonderlich groß. Darüber haben wir uns vorher nie Gedanken gemacht. Paul ist weit davon entfernt, sich allein einseifen oder waschen zu können, aber es fehlt auch der Platz, um mit ihm zusammen zu duschen. Am besten wäre es wohl, ihn auf einen Stuhl unter den Strahl zu setzen, wie im Krankenhaus, aber selbst das funktioniert in dieser Konstruktion nicht. Also muss ich davor stehen bleiben und aufpassen, dass er nicht fällt.

Die Fliesen vor der Dusche habe ich mit Handtüchern ausgelegt, damit er nicht ausrutscht.

Zudem fühlt er seine Füße nicht. Also muss ich ihm die Schuhe anziehen, die Schnürsenkel binden, wobei mir auffällt, dass er gar nicht bemerkt, wenn die Schnürsenkel sich öffnen. Ich dränge darauf, dass er seine Schuhe wechselt. Die Gefahr ist zu groß, dass er über die geöffneten Senkel stürzt.

Wir müssen also neue Schuhe kaufen. Es geht nicht länger um modische Aspekte, sondern einzig darum, dass die neuen Paare sich entweder mit Schnallen oder Klettbändern verschließen lassen oder ich sie derart gründlich verschnüren kann, dass sich nichts mehr lösen lässt.

*

Das Vertraute, die Gerüche, der Lichteinfall, die Bilder, all das gibt mir Kraft! Obwohl ich nach kurzer Zeit vor Erschöpfung ins Bett falle.

Ich hatte in der Zeit im Krankenhaus oft daran gezweifelt, ob ich diesen Tag tatsächlich erleben würde: *zurückzukommen.* In meinem geliebten Sessel zu sitzen. In meinem Haus.

Nun gibt mir das alles einen Anflug von Normalität. Wenn das Erinnerungsvermögen beeinträchtigt wurde, dann schafft jede Form von Routine, jede Vergewisserung neue Verknüpfungspunkte im Gehirn.

Es geht also darum, die gleichen Dinge zu essen wie *vorher*.

Alltag.

Ich muss alles wieder neu lernen. Zur Kaffeemaschine gehen, um einen Kaffee zu machen. *Allein*. Ich muss hierfür die einzelnen Handlungsabläufe aus den tiefen Schichten meines Gehirns zurückholen, neu verknüpfen. Den Kühlschrank öffnen, mir ein Butterbrot schmieren. *Allein*. So etwas macht man nicht in einem Krankenhaus.

Und immer wieder: Socken anziehen. *Allein*.

Ein Glas halten, etwas in das Glas hineinschütten, die Flasche wieder verschließen. Jede Form automatisierter Selbstverständlichkeit ist verloren gegangen.

Und immer: Eins nach dem anderen. Langsam.

Zuerst den Kühlschrank öffnen. Punkt, erledigt. Dann eine Flasche anfassen, umschließen und neben den Kühlschrank auf eine Anrichte stellen. Punkt, erledigt. Dann die Kühlschranktür schließen. Punkt, erledigt. Dann die Flasche öffnen. Und so weiter. Hundertprozentige Konzentration. Kein Gespräch währenddessen, keine Ablenkung. Nicht mal ein Blick aus dem Fenster.

Butterbrotschmieren ist gut für mein Gehirn. Es ist eine Form von Therapie. Mehr nicht. Kein Gefühlsausbruch, keine Becker-Faust. Die Absicht dahinter ist, dass nach drei bis fünf Jahren die Nachwirkungen des Unfalls derart in den Hintergrund treten *könnten*, dass ich sie nicht mehr permanent fühle.

Ich werde vermutlich nie mehr wieder der Alte sein.

Was mich aber nicht niederschmettern darf.

*

Es war sein größter Wunsch, nach Hause zurückkehren zu dürfen, um dort die Nacht zu verbringen. Im eigenen Bett.

Tatsächlich schläft Paul inzwischen fünf Stunden durch.

Für die Verwirklichung seines Herzenswunsches muss er nun jeden Morgen zum Krankenhaus fahren und den Tag dort verbringen, um verschiedene Anwendungen zu machen.

Abends darf er dann wieder zurück.

Gerade bei der An- und Abfahrt müssen wir sehr vorsichtig sein. Das sind die gefährlichsten Momente, einen Sturz müssen wir unbedingt vermeiden.

Mindestens einen Monat lang werden wir uns darauf einstellen müssen. Aber Paul ist glücklich. Zum ersten Mal erleben wir wieder einen Anflug von Normalität. Ich suche mir sogar eine Lehrerin, die mir Deutsch beibringen soll, mehr als nur »Hallo« und »Guten Tag«, damit ich endlich selber mit den Ärzten und Pflegern reden kann, ohne umständlich nach einer Übersetzung zu suchen. Was Paul auch manchmal anstrengt, und er muss sich ja auf seine Therapie konzentrieren.

Sechs Stunden Deutschunterricht am Tag. Vor allem aber: sechs Stunden ohne Paul. Zum ersten Mal seit Wochen. Und er ist immer noch nicht annähernd genesen. Sechs Stunden ohne seine Augen, seine Liebe, sein Lächeln.

Trotzdem: Schule. Unterricht. Sechs Stunden Deutsch.

Nicht einfach.

Mein Kopf ist dabei übervoll mit Paul. Ich rufe ihn pausenlos an. Heute Morgen ist er einmal nicht an sein Handy gegangen – und in diesem Moment kam alles wieder hoch. Meine Angst, meine Sorgen – Panik. Aber ich wusste gleichzeitig, er ist im Krankenhaus, einen sichereren Ort gibt es nicht, also habe ich mich schnell wieder beruhigt.

Bevor er abends zurückkommt, besorge ich Blumen und verstecke überall im Haus kleine Liebesbotschaften. Oder ich kaufe sein Lieblings-Vanille-Eis ein. Oder ich bereite schon die Lunchbox für den nächsten Tag vor, die er mit in die Klinik nehmen kann. Meist ein Sandwich, Fruchtsäfte, Joghurt. Ein kleiner Löffel, eine Zahnbürste. Sein Lieblingskissen. Und ein kleiner Brief, den ich jeden Tag zwischen den Lebensmitteln verstecke.

All diese kleinen Dinge sollen ihn glücklich und freudig stimmen, wieder nach Hause zu kommen. Und sie machen mich selber in dem Moment glücklich, wenn ich sie für ihn besorge.

Dann warte ich auf meinen Heimkehrer, fast wie das Klischee einer Hausfrau. Nur dass Paul nicht von der Schicht zurückkehrt, sondern von einem anstrengenden Tag als Patient im Krankenhaus.

*

Margaritas Lunchbox ist wichtig für mich. Extrem wichtig. Sie und die vielen anderen kleinen Aufmerksamkeiten geben mir Sicherheit. Nach dem Motto: So schlimm die Gegenwart auch augenblicklich sein mag, sie ist es wert.

Dadurch erwächst eine Dynamik. In diesen Momenten schaltet dein Hirn auf: *Durchhalten.* Es ist es wert. Und wir werden den Kampf gewinnen.

Wenn ich Margarita dabei betrachte, wie sie morgens einen Fruchtsalat für mich zubereitet – wie sollte ich bei so einem Anblick mies drauf sein? Sie macht das alles für mich!

Ich muss kämpfen.

Die Lunchbox später zu öffnen, in einer Form liebevoller Erwartung, und jeden Tag eine neue Nachricht zu lesen – *Ich liebe dich* –, Fotos von uns zu entdecken, den geschälten Apfel aus der Box zu essen: Das ist für mich ein wichtiger Motivationsschub. Für Außenstehende klingt das alles vielleicht lapidar, na ja, eine Lunchbox – für mich ist es ein greifbarer Appell. *Du schaffst das!*

Und ich will das schaffen.

Hundertzehn Prozent!

Aus diesem Grund beschäftigt mich auch ein Gespräch mit einer Therapeutin. Es ist nur ein einziges Gespräch, in all den Wochen in Berlin, das mich unbefriedigt zurücklässt, aber es geht um meine psychische Gesundheit, um die mentalen Folgen des Unfalls. Ich möchte die Spezialistin, die das Gespräch führte, nicht an den Pranger stellen, aber ich erzähle kurz, was mich gestört hat, denn dahinter steht ein Prinzip, das ich falsch finde.

Diese Frau zeichnete zum Beispiel ein Diagramm. »Hier waren Sie vor dem Unfall«, sagte sie. »Hier ist der Unfall. Nach dem Unfall: hier – und jetzt sind Sie: Hier. Daraus müssen Sie Kraft schöpfen.«

Wie bitte?

»Woraus soll ich Kraft schöpfen?«, fragte ich.

Es ging in keinster Weise um mich. Sie spulte lediglich ein Programm ab.

»Fühlen Sie sich krank?«, dozierte sie, ohne auf meine Frage einzugehen.

»Nein«, antwortete ich. »Krank ist jemand, der zum Beispiel Krebs hat. Ich bin beeinträchtigt durch einen Unfall. Da sind viele Sachen, mit denen ich zu kämpfen habe, aber ich fühle mich nicht krank. Ich fühle mich eingeschränkt. Und ich möchte alles dafür tun, wieder ein normales Leben zu führen.«

»Sie sehen das falsch«, sagte sie und lehnte meine Ausführungen ab. Ich sei zu hart.

Bei einem Gespräch mit einer solchen Spezialistin würde ich davon ausgehen, dass sie zuerst einmal zuhört, sich ein Bild macht – und mir nicht lediglich ein stupides Diagramm vorlegt. Mit der Aussage: Sei gefälligst froh, dass du an diesem Punkt stehst.

Ich bin doch: *hier*. Was soll mich an dieser Tatsache motivieren?

»Das sehe ich völlig anders«, sagte ich. »Meine Motivation ist: Ich war hier, jetzt bin ich da – aber ich will wieder an dem Punkt stehen, wo ich einmal war.« Und wenn mir die Ärzte tausendmal sagen, ich könne maximal fünfzig Prozent dessen erreichen, was vorher möglich war – dann ist es trotzdem meine Motivation, sechzig Prozent zu erreichen.

Was soll daran falsch sein?

»Ich zerbreche bestimmt nicht an der Herausforderung«, sagte ich. Es fördert mich nicht, wenn ich mir täglich vor Augen halte, wie schlecht es mir einmal ging.

»Ich will so gut werden, wie es irgendwie geht!«

*

»Was halten Sie davon?«, frage ich.

Weil ich ein Ziel habe, etwas schaffen will, verfestigt sich bei mir eine wahnwitzige Idee: Ich will wieder auf die Bühne.

Es gibt sogar schon einen konkreten Termin: Ende Juni.

Nur wenige Wochen nach meiner Einlieferung in die Berliner Humboldtmühle.

»Also, was halten Sie davon?«, frage ich in die Runde.

Die Ärzte schauen mich lange an – und nicken dann vorsichtig.

Vielleicht wollen sie mich einfach nur motivieren. Wahrscheinlich glauben sie nicht wirklich daran, dass ich mich tatsächlich in Las Vegas auf ein Podest stelle und vor vierzigtausend Menschen auflegen werde.

Wenn ich ehrlich bin, weiß ich selber nicht genau, was ich mir da aufbürde.

Wahrscheinlich wollen die Ärzte mir eine konkrete Aufgabe vor Augen stellen. Deshalb geben sie auch nicht überschwänglich grünes Licht, sondern sagen im Nachsatz: »Das ist vorstellbar …«

Vermutlich geht es ihnen auch darum, herauszufinden, wie realistisch ich wirklich bin. Ob ich wirklich schon *verstehe*, wie tiefgreifend meine Verletzungen waren.

Aber ich konnte ihnen während der Besprechung relativ nüchtern und unpathetisch klarmachen, dass ich dieses Ziel habe. Ich will es nicht übers Knie brechen – aber es ist mein Wille!

Letztlich hat sie meine Entschlossenheit überzeugt. Ich bin kein verantwortungsloser Idiot, aber sie spürten, dass ich alles Menschenmögliche tun will, um dieses Ziel zu erreichen.

Wie bei einem Marathonläufer, der, die Flagge im Zieleinlauf vor Augen, am Ende seiner Kräfte ist – aber das Ziel in greifbarer Nähe mobilisiert neue Energie.

*

Ich bin dagegen.

»Las Vegas?«

Bist du übergeschnappt?

Paul ist noch nicht so weit. Es zerreißt mich – aber er will es so.

Also werden wir es tun.

Ich kann ihn verstehen, er möchte zurück in sein altes Leben, unbedingt, zurück auf die Bühne, so wie er zurück in sein Zuhause wollte. Musik ist sein Leben, und nun ist alles zerbrochen. Er will es wiederhaben, sein Leben. Und dieser Wunsch treibt ihn an.

Trotzdem: Ich finde es zu früh.

Er ist einfach noch zu schwach, zu schwammig in der Aussprache, unfähig, sich zu konzentrieren, und vor allem: Er hat sich noch kein einziges Mal mit dem Computer beschäftigt. Wird er überhaupt noch wissen, wie er die Programme ausführen muss? Die rechte Gehirnhälfte, der Teil also, der zuständig ist für das Kreative, wurde zerstört.

»Bitte, lass dir mehr Zeit …«, sage ich leise.

Aber Paul will sich nicht abbringen lassen.

Also unterstütze ich ihn. Mit Fäusten in der Tasche.

*

Für mich ist diese Entscheidung ein Versuch, mein Leben zurückzubekommen. Für mich ist es auch konsequent. Weil in meinem Hirn gespeichert ist: *Nicht aufgeben.*

Kämpfen!

Und dieses Festival ist ein Teil meines Lebens.

Zugegeben, wäre der Auftritt zwei, drei Monate später, wäre mir das bedeutend lieber. Aber auch dann noch wäre fraglich, ob es der richtige Moment ist.

Ich habe mir mal eben eines der größten Festivals der Welt ausgesucht, um wieder auf die Bühne zu gehen – das *Electric Daisy Carnivale* in Las Vegas –, und es ist eine bewusste Entscheidung. Weil ich mich dort in einer sicheren Umgebung weiß. Die Veranstalter sind Freunde, es hat also keinerlei Auswirkungen, wenn ich im letzten Moment noch absage. Das EDC ist ein Festival mit vielen weiteren Künstlern. Wenn ich es also doch nicht schaffe, auf die Bühne zu gehen, dann ist das zwar schade, aber es ergeben sich keine weiteren Komplikationen, weil andere Künstler für mich einspringen können. Im Programmablauf ergeben sich keine Lücken.

Es ist für mich *safe*.

Eine vertraute Umgebung.

Drei Tage vor dem Festival habe ich übrigens zum ersten Mal meinen Computer umkreist. Ich hatte diesen Moment immer wieder vor mir hergeschoben. Ich war so aufgeregt, ängstlich, weil ich befürchten musste, dass ich ebenso wie mein Sprachzentrum auch meine musikalische Begabung verloren hatte. Möglicherweise irreversibel. Angesichts der Probleme, die mir das Sprechen nach wie vor machte, war ich auf das Schlimmste vorbereitet.

Ohne dass ich wirklich damit hätte umgehen können.

Ein Leben ohne Musik?

Nichts mehr fühlen zu können? Nicht wieder in Berührung zu kommen mit dem Publikum, das ist das eine – aber mich selber nicht mehr spüren zu können?

Musik bedeutet mir so unglaublich viel. Das alles zu verlieren?

Meine Panik vor diesem Moment, an dem ich zum ersten Mal wieder Töne entstehen lassen wollte, war weniger der Befürchtung schwindender motorischer Fähigkeiten geschuldet als vielmehr der Angst davor, nicht mehr emotional verstehen zu können, was gerade passiert. Meine Musik hat eine bestimmte Dynamik, die sich entwickelt – würde ich das nunmehr nicht als Stress aufnehmen, als etwas, das mich krankheitsbedingt nervt, sondern als etwas Positives? Ich hatte Angst davor, den *Drive* nicht mehr zu spüren.

Hastig habe ich den Bildschirm mit den vertrauten Avataren und Lesezeichen überflogen und nur für mich Musik gemacht. Diesen Song im Arbeitsprozess habe ich »I Am Alive« genannt. Als Lebenszeichen.

Ich lebe.

Und deshalb will ich auch in Las Vegas auftreten.

Ich kann mich noch gut daran erinnern, wie Margarita mir im Krankenhaus in Utrecht Musik vorgespielt hat, die mir etwas bedeutete – und wie ich in Tränen ausgebrochen bin. Gleichgültig, welche Musikrichtung, ob Carlos Vives oder The Smiths, Jupiter Jones, ganz egal, ich begann zu heulen.

Jupiter Jones haben insofern eine Bedeutung, weil ich lange vor dem Unfall mit Nicholas Müller, dem ehemaligen Sänger, der die Band wegen Angststörungen verlassen hatte, Kontakt aufgenommen habe. Ich wollte, dass er wusste, dass mich seine Lyrics und seine Art zu singen sehr beeindruckten. Es bedeutete mir etwas. Von einem ganz anderen musikalischen Background her betrachtet, aber es bedeutete mir etwas. Und auch ihm. Diese Musik nun in Utrecht zu hören, war zu viel.

»Ich habe Angst«, sagte ich damals pausenlos zu Margarita, »nie mehr arbeiten zu können, nie mehr zu musizieren.«

Daran musste ich denken, als ich den Computer anschaltete, um Musik zu machen. Und um zu kämpfen. Mich zurück auf die Bühne zu kämpfen.

Vielleicht klingt es merkwürdig, von Musik im Kampfmodus zu sprechen, aber meine ursprüngliche ärztliche Prognose lautete, ich werde nicht mehr sprechen, nie mehr musizieren können. Meine realistische Perspektive bestand aus einem einzigen Wort: Pflegefall.

Nicht aufgeben.

Kämpfen!

*

Ich unterstütze ihn. Auch wenn er jetzt in Los Angeles seit zwei Tagen vor Erschöpfung im Bett liegt.

Er ist so schwach. Und sein Körper schmerzt ihn. Überall. Im Rücken, die Beine; fliegen ist anstrengend. Wir sind bewusst schon zehn Tage vor dem Auftritt gestartet, sodass er genügend Zeit findet, um sich auszuruhen. Geistig und körperlich.

Ich unterstütze ihn. Auch wenn er eine Stunde Pause braucht, nachdem er zehn E-Mails geschrieben hat.

Ich bin bei ihm und werde es auch auf der Bühne sein, vielleicht einen Meter von ihm entfernt stehen, sprungbereit, um sofort einzugreifen.

Ja, ich unterstütze Paul – aber mir wäre es immer noch lieber, er würde den Auftritt absagen.

*

Jetzt geht es los.

Der Flug von Berlin nach Los Angeles – schon wieder vergessen. Die zehn Tage Aufenthalt vor dem Auftritt – vergessen.

Ein Fahrer hat mich abgeholt und durch die Wüste nach Las Vegas kutschiert, ich war ausgeruht, so gut es eben ging, selbst noch beim Einchecken im Hotel, alles entspannt und ruhig.

Aber als wir eben zur Show gefahren sind, wurde mir langsam mulmig. Beängstigend. Ich war so angespannt, in mir pochte eine solche Grundpanik, dass ich nur noch damit beschäftigt war, zu funktionieren. In diesen Augenblicken fühlte es sich nicht unbedingt nach Heimkehr an. Es war mir klar, dass es etwas anderes bedeutete, mich zu Hause mit meiner Musik auseinanderzusetzen und sie zu verstehen – oder *jetzt* auf der Bühne zu stehen, vor vierzigtausend Menschen (ein gigantisches Areal, auf dem normalerweise Speedway-Rennen gefahren werden). Dazu kommt die Geschwindigkeit, mit der ich agieren muss. Im Studio sagst du dir: »Oh, mir fehlt die Konzentration, ich mache mal Pause, trinke einen Kaffee« – aber *jetzt*, oben, vor dem Publikum, geht das nicht. Licht, Lautstärke. Ich atme hektisch und deshalb nicht tief genug. Eher Anspannung als *homecoming*.

Zum ersten Mal bin ich auch wieder umgeben von wirklich lauter Musik. Von Stroboskoplicht. Ich erinnere mich an die Tests in der Berliner Klinik, als die Ärzte mich während eines Belastungs-EKGs dröhnender Musik und Lichtflattern ausgesetzt haben, um sicherzustellen, dass ich keinen epileptischen Anfall bekomme. Hier bin ich nun von Tausenden Menschen umgeben, die nicht ruhig zusammenstehen, sondern schreien, tanzen, sich wild bewegen. Plötzlich kommt Angst in mir hoch, durch diese abrupte Situation in eine Panikattacke hineinzugeraten. Gleichzeitig bin ich bereit, dieses Risiko einzugehen. Um mein Leben zurückzubekommen.

Nicht aufgeben.

Kämpfen!

Und sollte ich jetzt tatsächlich von einer Panikattacke aus der Bahn geworfen werden, dann wäre es ein Zeichen, aufzuhören. Eindeutig,

Allein die Aufgabe, wieder auf ein Podest zu steigen. Vor diesen Aufbauten hatte ich keine Panik. Bei Höhe fühle ich mich grundsätzlich nicht so wohl, aber schlimm ist es nicht. Es ist auch nicht die Angst, dass dort oben wieder irgendwo *ein Loch* warten könnte – es ist eher die Unsicherheit, wieder zu spielen. Klänge zu erzeugen. Ich drücke ja nicht lediglich auf Play bei einem CD-Spieler, sondern ich interagiere mit meinen Keyboards. Wenn ich dabei irgendetwas vergesse, dann fehlt die Hälfte von einem Track. Der rumpelt dann ohne Drums weiter, oder nur mit Drums und die Baseline fehlt. Oder irgendetwas anderes. Dieses Aufeinanderwirken ist extrem komplex. Was meine reine Gehirnleistung anbelangt, habe ich nicht die Befürchtung, dass ich etwas vergesse – aber wirklich live, *jetzt*, in dieser ungewohnten Lautstärke, vor einer riesigen Menge Menschen zu funktionieren, da baut sich in mir eine unangenehme Anspannung auf, ob dieses Experiment tatsächlich funktioniert.

Natürlich hätte ich auch alles vorproduzieren können – um mich selbst zu betrügen. Dann bräuchte ich jetzt nur einen USB-Stick zur Hand zu nehmen und würde cool auf Play drücken. Diese Vorgehensweise ist schließlich weit verbreitet – aber das ist nicht meine Art.

Kämpfen!

Es geht los.

Musik ist mein Leben

Als ich angefangen habe, *meine* Musik zu machen, war damit weder Geld zu verdienen, noch konnte man berühmt werden. Die Musikrichtung gab es schlichtweg nicht. Ich habe also versucht, sie so zu modulieren, wie ich sie hören wollte, und ich habe mich gefreut, wenn das anderen Menschen gefiel. Aber ich habe mich davon nicht beeinflussen lassen. Vorrangig war – und ist bis heute – ein pures Verhältnis zur Musik. *Hören.*

Das hat mir auch im Regenerationsprozess geholfen. Nicht oberflächlich daherleben, nach dem Motto: »Celebrity hier, Foto da.« Dann hätte ich Panik geschoben, weil ich seit vier Monaten in keiner Zeitung war. Das hat mich aber nicht interessiert.

Wenn vierzigtausend Menschen mir bei einem Auftritt Energie geben, dann nicht, weil ich da oben, abgehoben, als Star agiere. Ich nehme auch kein Mikrofon in die Hand und brülle: »Hey! Ihr seid die Besten!« Es ist nur die Musik.

Ich präsentiere mit jeder Faser meines Körpers meine Klangwelt. Jede einzelne Note. Jeden Sound. Alles, was in dem Moment passiert. Das gebe ich zu hundert Prozent. Das ist meine Form der Kommunikation.

Natürlich ist es das Größte für einen Künstler, ein Lächeln in den Gesichtern der Zuhörer zu sehen, nachdem er etwas geschaffen hat, das ihm am Herzen liegt. Das ist großartig! Das ist auch Motivation, keine Frage – aber ich definiere mich nicht darüber.

Und deshalb wollte ich nach Las Vegas.

Es hat mir Selbstvertrauen zurückgegeben. Weil ich wieder wusste, was ich eigentlich tue. Hätte ich lediglich einen Stick in den Computer geschoben, einen File abgespielt, dann hätte es mir keine Sicherheit und Routine vermittelt, sondern ich hätte mich selbst betrogen.

So aber war es genau richtig.

Und diese Energie, die von den Leuten auf mich zurückschwappte, die hat mich getragen. Es ist nach wie vor wesentlich anstrengender, zu touren und Shows zu spielen, als früher. Aber die Interaktion mit den Menschen über die Musik gibt mir so viel Kraft zurück, dass ich angespornt bin, wieder einen Schritt weiter zu gehen.

Manchmal sind Interviewer irritiert, wenn ich in dieser Art und Weise über meine Musik spreche, weil das sogenannte Showbusiness für sie eben vorrangig genau das darstellt: ein Geschäftsmodell. Voller Eitelkeiten.

Aber ich bin nie Teil dieses Business gewesen. Selbst Charts-Platzierungen in den USA oder England haben mich nicht sonderlich interessiert. Bis heute nicht. Ich kenne die Markt-Mechanismen und weiß nur zu gut, was ich anstellen müsste, um in irgendwelchen Billboard-Top-Ten zu landen, aber ich habe vor langer Zeit für mich entschieden, dass ich kein Teil dieses Zirkus sein möchte. Für viele Künstler, die Anfang der Neunziger bewusst elektronische Musik gemacht haben, war das immer auch eine *bewusste* Entscheidung gegen vordergründige Marketing-Aktionen.

Ich war immer schon ein sehr stringenter Künstler und habe unzählige Kooperationen, die mir angeboten wurden, nicht gemacht. Weil ich das nicht bin. Weil ich mich damit nicht identifizieren kann.

Das ist auch der Grund, weshalb ich anfänglich der Boulevard-Presse keine Interviews über meinen Unfall geben wollte. Allein schon deswegen, weil ich kaum Artikel über mich lese. Ich möchte diese Art von Berichterstattung über den sogenannten »Promi« nicht wahrnehmen, weil es mich in meiner Gefühlslage trifft. Egal, wie. Auch wenn es nett gemeint ist. Ich möchte gar nicht erst darüber sprechen, wie es sich anfühlt, wenn sie dich niedermachen.

Aber einige Verantwortliche haben mir durch die Blume zu verstehen gegeben, dass sie in jedem Fall über meinen Unfall berichten werden, es sei eingeplant, basta. Ob ich nun mitziehe oder nicht. Letztlich habe ich mich deshalb zu einigen Interviews hinreißen lassen, denn bevor sie irgendwelchen Mist schreiben, dachte ich mir, wäre es wahrscheinlich sinnvoller, den Journalisten zu erklären, was wirklich passiert ist. (Leider ist das Agieren im Internet nicht so einfach. Wie oft lese ich Kommentare, bei denen offensichtlich nicht nachgedacht wurde. Und die dann noch eine Menge an Likes einsammeln.) Natürlich gibt es Journalisten, die mich mögen und positiv über mich schreiben – aber es gibt auch Leute, die mich weder bei einem Auftritt gesehen noch meine Musik gehört haben, die mich aber trotzdem hassen. Egal, was ich mache, es ist für diese Menschen Mist.

In all den Jahren kann ich mich zum Beispiel nur an eine einzige Rezension eines Albums erinnern, die sinnvoll war. Diese Person hat sich wirklich eines meiner Alben angehört und sich eindringlich damit beschäftigt. Und all die Punkte, die ich selber an der Zusammenstellung der Songs nicht mochte, die hat er dargelegt, genauso wie die Momente, in denen ich nicht ganz erreicht habe, was ich mir vorgenommen hatte. Der Artikel war also keine Lobeshymne, und trotzdem fand ich den

Inhalt gut. Weil es echt war. Und das verdient meinen Respekt.

Ab einem gewissen Alter gehe ich (hoffentlich) entspannter mit diesen Dingen um. Unabhängig von meinem Unfall.

Mein Freundeskreis zumindest hat sich nicht verändert.

*

Dagegen: die Musik.

Nach meinem Unfall fühle ich mich ihr näher. Ich empfinde Musik seitdem viel intensiver und intimer. Auch wenn meine Rhythmen unverändert nach vorn gehen, voller Energie losspringen – meine Kompositionen sind insgesamt komplexer und konsequenter geworden.

Seit dem Unfall ist es mir das Wichtigste, dass ich zu hundert Prozent das umsetze, was ich mir künstlerisch vorstelle. Authentisch. Letztlich mache ich diese Musik *genau so* nur für mich.

Wenn ich sie dann live vorführe, spiele ich sie natürlich für die Menschen, in Interaktion mit dem Publikum. Aber sie stammt im Kern aus diesem unwiederbringlichen Moment.

Eine ähnliche Philosophie habe ich zwar immer schon praktiziert, aber es gab Momente, vor dem Unfall, wo ein geschäftsführender Manager einer großen Plattenfirma Anmerkungen machte, bei denen ich eher aufmerksam zugehört und mir nicht innerlich eingeflüstert habe: L.M.A.A. Sodass ich sogar bemüht war, die ein oder andere Anmerkung (also: Verbiegung) umzusetzen.

Aber das hat sich geändert. Keine Verbiegung mehr. Zero. Ich bin auch nach wie vor kein Marktschreier. Ich biete meine Musik nur an. Wenn jemand sie nicht mag, ist das völlig in

Ordnung. Die Geschmäcker sind verschieden. Ich beurteile nicht, wenn Menschen Musik lieben, die ich für kommerziellen Einheitsbrei halte, denn auf irgendeiner Ebene muss da etwas sein, das diese Menschen anspricht.

Mich erreicht es allerdings nicht.

Nur: Ich verurteile es nicht. (Okay: Ich höre es auch nicht.)

Wenn meine radikale Einstellung nun dazu führen sollte, dass es nicht »funktioniert« mit der Musik, auf einer kommerziellen Ebene, dann soll es halt so sein. Es bekümmert mich nicht länger. Ich weiß, ich habe hundert Prozent abgeliefert von dem, was ich künstlerisch abliefern will.

Das Schlimmste wäre, mich zu verbiegen, irgendwelchen Pop-Mist zu machen – und dann verkauft es sich nicht mal. Dann enttäuschst du nicht nur dich selber, sondern auch die Audience, die du hast. »*Was ist denn mit Paul los?*«

Insgesamt dauert das Produzieren nun allerdings deutlich länger, weil ich schneller ermüde. Das muss ich zugeben. Aber, um mich dankbar zu wiederholen: Dafür fühle ich meine Musik intensiver.

Wenn ich unterwegs bin, benutze ich auf der Bühne eine Art Performance/Recording Studio. Und wenn ich mal nichts Neues auf der Bühne ausprobiere, dann setze ich mich später im Hotel an den Computer. Ich fahre nicht mit einem Keyboard durch die Welt, kann aber trotzdem an meinen Kompositionen feilen. Viele Arrangements entstehen tatsächlich auf diese Weise, im wahrsten Sinne unterwegs. Die Technik ist heutzutage so weit fortgeschritten, dass ich eine Idee augenblicklich einspielen kann. Überall auf der Welt. Allerdings bemerke ich immer öfter, dass dieser romantische Mythos, nachts wach zu werden, weil eine grandiose Idee aus dem Traum herüberwinkt, sie im Halbschlaf einzuspielen, um sie nur ja nicht zu vergessen, am nächsten Morgen eher ernüchternd klingt. Wie oft habe ich mich morgens gefragt: »Was ist das denn?« Bei diesen nächtlichen Sessions ist noch nie etwas Produktives entstanden, nicht ein einziger Track im Halbschlaf.

Selbst wenn es darum geht, »natürliche« Instrumente aufzunehmen, gibt es mittlerweile erstklassige kleine Audiointerfaces. Man muss die Instrumente nur noch einstöpseln und kann aufnehmen. Sogar mit Gesang. Rein theoretisch bräuchte ich gar kein Studio mehr. Aber ich gehe trotzdem nach wie vor in ein Recording Studio, wenn ich Geiger oder Gesang aufnehme; vielleicht um dem Ideal einer vollendeten Produktion, einer Engineering Mastering Suite, näher zu kommen. Das Studio betrete ich dann allerdings mit Material, das zu achtzig, manchmal zu neunzig Prozent fertig ist. Die Daten schiebe ich mittels Interface auf das große Mischpult und widme mich weitgehend der Feinabstimmung.

Das habe ich vor dem Unfall genauso gehandhabt.

Allerdings habe ich mir damals über solche Sachen keine Gedanken gemacht. Mein Leben lief einfach so. Ich hatte unzählige Termine, war über viele Monate ausgebucht. Ohne darüber nachzudenken. In der Hochphase vor dem Unfall bin ich sechzehnmal pro Jahr um die Welt geflogen. Es war *normal.* 2007 hatte ich das zweitgrößte Lufthansa-Meilenkonto weltweit. Ich erinnere mich an Remixe für Depeche Mode, für U2.*

* Dieser Remix wurde lange nicht veröffentlicht, weil Bono nicht zu erreichen war. Ohne sein Einverständnis konnte der Track aber nicht freigegeben werden. Sein Feedback dann war ziemlich spannend. Ich hatte nämlich die herkömmliche Song-Struktur aufgebrochen. Das musikalisch Wertvollste in dem Song von U2 war für mich die *bridge* (ein Songteil zwischen Refrain und Strophe, der sich von diesen beiden Teilen abhebt); sie hatte die meiste Musikalität, also habe ich sie zum Refrain gemacht, und nicht den Teil, den alle zur Einstimmung singen sollen. Das ist der Sinn von einem Remix, dass ich den Song so aufnehme, als wäre er von mir. Sonst hätten die Jungs das auch selber machen können. Und Bono zumindest fand es spannend.

Seit dem Unfall hat sich in meinem Tourleben nun einiges geändert.

Ich gehe das alles ein wenig strategischer an, weil sich mein Alltag anders nicht regeln lässt. Meine Energieleistung ist zu niedrig. Also jette ich nicht mehr Wochenende für Wochenende, sondern bleibe eher einen Monat am Stück auf einem Kontinent, etwa in Asien oder Südamerika.

*

Musik drückt aus, was nicht gesagt werden kann. Ich beherrsche das musikalische Vokabular manchmal ganz gut (wenn ich genügend Kaffee getrunken habe), vor allem wenn es darum geht, meine Gefühle zu transportieren. Dann verzichte ich auf Worte. Hierfür brauche ich Musik. Ich bewundere Schriftsteller, die es schaffen, Gefühle, Welten zu materialisieren und damit Menschen bis in die Tiefen des Unterbewusstseins zu erreichen, aber ich kann das nicht. Ich brauche die Musik dafür. Und das gebe ich auf der Bühne weiter.

Ich bin näher am Wasser gebaut als viele andere Menschen denken, es ist wirklich so, dass das, was ich da gerade spiele, mich zu Tränen rührt. Wenn es das kommuniziert, was ich fühle. Mir geht es nicht darum, mein Publikum zum Heulen zu bringen, aber wenn meine Musik auch dort ähnliche Gefühle auslöst, dann war ich erfolgreich.

Ich höre jetzt förmlich die kritische Rückfrage: »Gefühle sollen so wichtig sein? In einem Club?«

Ja, unbedingt.

Es gibt minimalistischen Techno, und in einem Set von zwei, drei Stunden ist das wirklich interessant, als Gegenbalance zu Ohrwürmern, denen man nicht entkommen kann. Aber auch nur dann. Wenn sich anschließend wieder etwas aufbaut, das dich fordert. Zumindest mir geht das so. Für mich besteht Musik aus unterschiedlichen Höhen und Tiefen, aus Zwischentönen, Harmonien, aus Komplexität, aus noch unendlich viel mehr als nur einem Drum-Gerüst mit einigen Sound-Effekten.

Das soll nun aber nicht heißen, dass ich einen Auftritt ausschließlich von meinen Gefühlen abhängig mache. Wenn ich ein Set konzipiere oder ein Album zusammenstelle, plane ich selbstverständlich einen Ablauf. Bei Letzterem überlege ich mir auch genau, welcher Song das Ganze eröffnet und welche Stimmung ich nach fünfundvierzig Minuten erreichen möchte. Das durchdenke ich alles sehr genau, lange vorher, auch welcher Track all diese Gedanken reflektiert.

Dagegen ist ein Set auf der Bühne nicht einfach bloß ein Album, das gestreckt wird. Ein Set ist vielmehr eine Mischung aus Erfahrung und Interaktion, und dem, was ich übermitteln will. Viele Menschen mögen übrigens bei meinen langen Auftritten (die ich seit dem Unfall leider nicht mehr durchhalte), dass ich in den ersten anderthalb Stunden überhaupt keinen Track spiele. Es ist eine reine Audio-Art-Installation, beginnend mit irgendeinem *key*, dann spiele ich eine Baseline dazu, passende Drums, ich konzentriere also eine Soundwelt, die sich steigert und immer dynamischer wird. Viele Fans finden das faszinierend und fragen mich, ob man das nicht mal als Album herausbringen könnte.

Das Problem ist: Diese Dynamik ist vollständig improvisiert.

Und nur deswegen löst es bei den Menschen einen solch intensiven Effekt aus. Weil sie *in dem Moment* da sind. Mit mir

an diesem Punkt eingestiegen. Weil ich auf das Publikum reagiere und in dem Augenblick, wo ich das Gefühl habe, es muss sich musikalisch etwas ändern, mit veränderten Loops im Sequencer antworte. Auch die *Visuals* sind nicht vorbereitet. Dabei arbeite ich mit Chris zusammen, einem der besten *Visual-Lightning-Designer*, den ich kenne. Wir gehen schon seit vielen Jahren zusammen auf Tour, und ich glaube, Chris erkennt schon an der Art, wie ich meine Augenbraue bewege, in welche Richtung sich ein Set bewegt. Er steht bei den Technikern, beobachtet mich und baut die visuellen Elemente live zusammen. Dadurch, dass wir uns musikalisch so vertraut sind, erkennt er anhand wiederkehrender Elemente, wann es richtig abgeht, immer dynamischer anschwillt, in Richtung eines Breaks. Er gestaltet also das Licht noch dynamischer – um letztlich gemeinsam mit der Musik abzubrechen. Stille. Dunkelheit. (Die Zeiten, in denen einfach nur ein Stroboskop in der Ecke stand, sind wohl eher vorbei.) Wenn du das alles auf einer Platte veröffentlichst, dann klingt das einfach nur so: »*Okay* …«
»The first hour«, wie ich die improvisierte Eingangssequenz nenne, ist ein Gesamtpaket aus Sound, Setting, Licht, Stimmung. Diese Atmosphäre trage ich mit mir um die Welt. Ich verändere sie nicht, auch nicht in einer anderen Kultur oder auf einem anderen Kontinent – höchstens in Nuancen. Denn wenn ich in einem Club eintreffe, wo gerade lauschige House-Music läuft, dann hat es wenig Sinn, überfallartig mit 138 bpm loszuprügeln. Das überfordert nur alle. Aber ansonsten habe ich eine klare Vorstellung von dem, was ich musikalisch präsentieren will, deshalb bin ich schließlich angereist. Ansonsten hätte auch der lokale Radio-DJ kommen können, um sein formatiertes Radio-Programm abzuspulen.

Wie gesagt, »the first hour« ist zurzeit leider nicht möglich.

Wenn ich jetzt auf einem Festival spiele, dann komme ich relativ schnell zur Sache, weil ich nur eine begrenzte Zeit habe, um das zu präsentieren, was ich erreichen möchte.

Und ich muss dabei höllisch aufpassen. Ich bin jetzt schon mehrfach an dem Punkt angelangt, wo ich vor lauter Euphorie einen Sprung auf der Bühne angesetzt habe, wie *früher*, und dann mitten im Flug zurückgeschreckt bin. Weil mich Schmerzen und Angst übermannt haben.

*

Wenn eine solche Dynamik einen Abend bestimmt, dann durchfluten mich irrsinnig viele Ideen. Durch den Moment, den das Publikum und ich gemeinsam erleben. In Sekundenbruchteilen denke ich an die Stücke und Rhythmen, die ich jetzt spielen könnte. Diese Momente öffnen mir gewissermaßen die Welt. Nicht nur für das, was ich gerade auflege, in diesem Augenblick, sondern auch für all das, was ich früher schon gehört habe, was ich musikalisch an Fundus und Erfahrung in mir trage.

Es kann passieren, dass ich dann (in einem positiven Sinne) aus der Komfortzone heraustrete und eine Viertelstunde lang nur *breakbeat* spiele, weil es eben *jetzt* genau passt. Weil *jetzt* der Moment ist, in dem alle ähnlich sind.

Das Feedback der Leute bei einem Set ist für mich enorm wichtig. Im Gegensatz zu Minimal Techno ist die musikalische Welt, in der ich mich zu Hause fühle, auch empfänglicher für Feedback. Es ist einfach viel mehr los, was Dynamik, *Stops*, unterschiedliche Ebenen betrifft. Es gibt genauso Vollgas, dann aber auch *breaks*, daraufhin wunderbare Strings, Atmosphären. Wenn man in seinem Inneren nicht eiskalt ist, kriegt man zwangsläufig eine Gänsehaut. Woraus sich wieder eine schnelle Sequenz entwickelt, voller Energie, Trommelwirbel, *snare rolls*, alles baut sich auf und kommt wieder zurück, wie ein Schwung angenehm erfrischenden Wassers.

Um diese Musik wirklich aufzusaugen, muss man sich frei machen und sie auf sich einwirken lassen. Nur dann erlebt man etwas Befreiendes. Wenn jemand nur herumsteht und guckt, ob vielleicht jemand anders komisch guckt, dann ist er schon draußen.

Seit ich ein kleiner Junge war, ist Musik meine Zusatzsprache. Ich hatte oft keinen Freund, dem ich mich anvertrauen konnte – aber ich hatte meine Musik. Und mit ihr konnte ich kommunizieren. Nicht so sehr als Schrei, in die Außenwelt hinein; aber Gefühle, in ihren feinen Abstufungen, konnte ich so ausdrücken. Ungefähr so, als könnte ich Lasten von meiner Schulter nehmen, wenn ich sie in Noten kleide. Deshalb gab (und gibt) es mir so viel, auf der Bühne zu stehen und genau diese Musik, diese Gefühle mit dem Publikum zu teilen.

Solch ein Moment, wenn er glückt, ist etwas Besonderes. Und ich bin sehr, sehr dankbar, dass ich diese Erfahrung in meinem Leben machen durfte.

Auch dafür, dass ich den Anfang miterleben durfte. Als man noch darum kämpfen musste, überhaupt diese Art von Musik hören zu können. Du musstest lange suchen, es gab sie nicht an jeder Ecke, geschweige denn im Radio. Ich bin in einer Zeit groß geworden, als es noch nicht darum ging, sich per Genre-Definition abzugrenzen – es war alles erst mal Techno. Bevor es sich unendlich zerfaserte.

Aber die *Momente* gab es immer.

*

»*Welches ist denn nun der beste Club auf der Welt?*«

Das werde ich oft gefragt.

Ich mag die Reaktion auf meine Musik nicht an einem Ort festmachen. Oder an einem bestimmten Kulturkreis. Glücklicherweise funktioniert Musik immer – aber es gibt selbstverständlich auch besondere Abende. Nur sind die weniger an mir festzumachen. Da gehört so einiges andere dazu.

Das beginnt schon mit dem Lächeln der Türsteher beim Eintritt. Also damit, dass jemand freundlich fragt: »Darf ich die Jacke abnehmen?« Und es geht damit weiter, dass du überall angelächelt und nicht nur schnoddrig angepampt wirst. Die ganze Atmosphäre ist entscheidend. Auch ob du vorher mit deinen Freunden schön essen warst oder einfach nur einen angenehmen Tag erlebt hast (anstatt dich zu streiten) – das alles, gebündelt mit der Emotion von Tausenden weiteren Menschen, die ihren eigenen Tag mitbringen. Wir sind alle Menschen, keine Maschinen, die immer gleich gestimmt und mit denselben Grundvoraussetzungen loslegen. Deswegen sind meine Gigs auch alle unterschiedlich. Manchmal eine Nuance intensiver.

Und deshalb mag ich auch diese Club-Charts nicht, diese Rangordnungen, welcher Club weltweit jetzt angesagter sein soll als ein anderer. Oder warum die Mexikaner angeblich euphorischer feiern als die Chinesen. Oder die Australier besser als die Briten.

Es kommt auf den einzelnen, speziellen *Moment* an.

Ein kleiner Unterschied zwischen den USA und Europa besteht vielleicht darin, dass in den Staaten »EDM«, eine sehr kommerzialisierte Version elektronischer Musik, immer noch sehr präsent ist. Ich nenne das manchmal »akustischen Marketing-Plan«. Da hat ein Team zusammengesessen, nach dem Motto: »Wir machen hier etwas davon rein, dort noch eine Prise davon, darüber so einen Akkord, und obendrauf noch eine Prise ›Oha‹«. Um möglichst viel von der Masse abzufangen. Und genauso klingt es dann auch, völlig beliebig.

Problematisch ist es immer dann, wenn Hörgewohnheiten nur in eine einzige Richtung konditioniert werden. Je weniger Pop-elektronische Musik in einer Kultur vorhanden ist, umso besser sind die Shows. Weil die Leute individueller sind.

In Japan beispielsweise muss man nach elektronischer Musik suchen, da läuft im Radio nicht von morgens bis abends irgendwas mit einer geraden Basedrum. Und die Leute, die dann im Publikum vor dir stehen, sind allesamt Spezialisten. Das ist eine prickelnde Herausforderung, mit einer solchen *audience* zu agieren, die sich auskennt. Der Reiz besteht für mich dann darin, diesen einen Schritt weiter zu gehen, an Tiefe, bei dem ich sonst, wenn man ein Publikum vor sich hat, das nur Format-Radio kennt, vielleicht zögern würde.

Leider kann ich ab einer gewissen Hallengröße die einzelnen Gesichter nicht mehr erkennen – aber dafür sehr exakt eine konzentrierte Form von *Energie* bestimmen. Man kennt das aus einem anderen Umfeld: Wenn sich ein Paar gestritten hat und du kommst als Unbeteiligter in diesen Raum hinein, dann sagt man: »Hier ist aber dicke Luft.« Und dieses energetische Feld, ins Positive gewendet, vergrößert, in einem Club oder bei einem Festival, ist wahrnehmbar. Natürlich in unterschiedlichen Intensitäten. Es gibt eine Masse, die genauso überwältigend sein kann wie ein kleiner Club mit tausend Tänzern. Beides ist wichtig. Und auf beides muss ich jeweils anders reagieren.

Wobei ich nicht der Obermaster bin, der Leuten vorschreibt, bei welcher Musik sie Spaß haben sollen. Natürlich, ich gebe etwas vor, das ist klar - aber wie sich der Abend und damit in welcher Intensität sich Klangwelten und Erlebnisse entwickeln, das ist immer ein Gemeinschaftsprodukt.

Generationenübergreifend.

Im Prinzip müsste also jeder meine Musik mögen. Das ist wie mit dem Kartoffelsalat meiner Mutter.

Jeder müsste den mögen.

*

Die Menschen, die meine Musik mögen, waren nach dem Unfall sehr umtriebig. Für drei Monate war ich völlig abgeschottet. Währenddessen kamen Blumen, Karten, Videos, Nachrichten, Audio-Messages. Zuspruch, Genesungswünsche, alles Mögliche. Auch Kollegen, von denen ich das nicht erwartet habe, weil wir bislang kaum etwas miteinander zu tun hatten, meldeten sich.

Ich habe davon erst viel später erfahren. Denn bis heute kann ich mir diese Nachrichten nicht durchlesen, die Videos nicht anschauen. Da steht ein riesengroßes psychologisches Paket in meinem Unterbewussten herum, das es irgendwann einmal aufzuschnüren und zu bearbeiten gilt. Wobei ich mich manchmal auch frage, ob ich es nicht lieber ungeöffnet stehen lasse. Es gibt schließlich einen Grund, warum mein Gehirn so vorgeht.

Ein einziges Mal habe ich es kurz versucht. Ein zufällig ausgewähltes Video, das erste in einer langen Reihe, von einem Kollegen, den ich manchmal treffe, kein enger Freund allerdings. Das Video besteht nur aus einigen Sätzen, *»Hey, alles Gute«* – und ich habe augenblicklich geheult wie ein Schlosshund. Plötzlich wurde mir wieder klar, wie viele Menschen an meinem Unfall Anteil genommen haben. Ich war so dankbar.

Und gleichzeitig am Boden zerstört.

Ich bin noch ganz weit weg davon, das Geschehen mit einer psychischen Stärke zu bearbeiten, die notwendig wäre. Wer mit mir redet, merkt das auch schnell. Plötzlich werden meine Augen feucht. Und das ist auch nicht besser geworden, diese Form von Emotionalität hat sich eher noch gesteigert. Vor allem wenn ich dann wieder daran denke, was Margarita geleistet hat.

Emotionen sind tief. Die dümpeln nicht an der Oberfläche.

Ich weiß nicht, ob ich eines Tages abgebrühter damit umzugehen lerne. Oder ob es eine Last, eine Bürde ist, die ich zeitlebens zu schultern habe.

Andererseits: Ich schreibe über Dinge, die gerade mal einige Monate her sind. Und derzeit wäre ein Nachdenken über meine Situation, die Zukunft, die Vergangenheit, auch deshalb schwierig, weil ich nur ein eingeschränktes Energielevel habe. Wenn ich aus den Konzerten Kraft ziehe, dann bin ich trotzdem immer nur auf meinem mentalen Ausgangsniveau. Ich bleibe dort geparkt.

Es überwiegen die Schmerzen.

Selbst an einem glücklichen Tag meldet sich pünktlich irgendein Schmerz.

Und Erschöpfung.

Ich fühle mich oft einfach nur *kaputt.*

Mich selbst zu motivieren, das ist deutlich härter als früher.

Nach einer Stunde konzentrierter Arbeit an einem Musikstück muss ich aufhören. Es hat dann keinen Sinn mehr. Es fühlt sich an, als ob mein Kopf überhitzt wäre. Meine Stirn wird heiß und glüht fast wie bei Fieber.

Alles auf Anfang

Manchmal werde ich gefragt, was ich seit dem Unfall am meisten vermisse. Meine Antwort fällt dann für einige überraschend aus.

Weil ich *nichts* vermisse.

Ich bin lediglich schneller gestresst. Nicht in dem Sinne, dass ich irgendwie ausfallend oder unfreundlich werde, sondern dergestalt, dass mich Umstände viel schneller belasten. Lärm zum Beispiel, seit dem Unfall zehrt mich das wesentlich schneller aus.

Wir sind deshalb auch umgezogen. Margarita und ich haben vorher in der Nähe des Berliner Doms gewohnt, aber diese Unruhe ertrage ich nicht mehr.

Woher kommt das? Ich habe lange darüber nachgedacht, ohne wirklich zu einem Ergebnis zu gelangen. Wenn ich beispielsweise zu Hause bin, mir eine Sendung im Fernsehen anschaue und dabei ein Geräusch höre – dann macht mich das sofort kirre! Dieses eine Geräusch zieht augenblicklich sämtliche Energie ab. Vorher unvorstellbar. Das heißt, in der unmittelbaren Nähe des Doms zu wohnen, relaxen zu wollen, zu *müssen*, gleichzeitig aber pausenlos Touristenboote vor dem Fenster, das konnte ich einfach nicht mehr ertragen.

Umgekehrt macht mir das Chaos auf einem Flughafen nichts aus. Wenn ich von Gate A nach Gate B renne, während gleichzeitig Tausende Menschen um mich herumwuseln, überhaupt ein irrsinniger Trubel herrscht, dann kann ich das verarbeiten. Möglicherweise, weil ich gewissermaßen ein Teil des ganzen Vorgangs bin. Also nicht als ruhende Konstante auf meinem Sofa sitze, sondern weil ich dann Teil des Chaos bin.

Sobald ich allerdings wieder aus dem Flughafengebäude herauskomme, bleibt die Schwierigkeit, in eine Ruhephase zu gelangen, weil um mich herum pausenlos unkontrollierbare Nebengeräusche aufwarten.

Insgesamt führt all das dazu, dass ich schnell aus der Puste bin. Auch geistig. Das ist ziemlich belastend. Wenn ich ein Buch lese, muss ich es relativ schnell wieder beiseitelegen, weil der ganze Prozess der Verarbeitung wesentlich mehr Kraft kostet. Es ist unglaublich, wie viel Energie das Gehirn aus dem Körper abzieht, um zu funktionieren. Hier liegt auch einer der Gründe, warum sich bei Menschen mit einem neurologischen Problem Muskelmasse abbaut. Erst einmal klingt das ja absurd, aber das Gehirn braucht zur Regeneration Proteine. Und die saugt es sich aus den Muskeln.

Ich könnte also Workout machen wie ein Idiot, mein Bizeps würde trotzdem nicht wachsen.

Das Einzige, was ich konsequent durchhalte, sind einige Stretching-Aufwärmübungen, die mir Professor Hesse in Berlin empfohlen hat. Ansonsten käme ich morgens auch gar nicht auf Touren. Sonst würde alles verhärten, in meiner Schulter kracht schon alles. Zwischen dem fünften und sechsten Halswirbel, also dort, wo die Nervenkanäle heraustreten, ist vieles zusammengestaucht.

Problematisch ist in diesem Zusammenhang, dass ich kein Energiestaufach habe. Wenn ich also wirklich einmal ausgeruht bin – dann starte ich bei null. Und alles, was ich den Tag über mache, bringt mich sofort in den Minusbereich. Sodass ich mich wieder regenerieren muss. Und wenn ich in der Nacht nicht dazu gekommen bin, auf null herunterzufahren, starte ich am Morgen schon gleich im energetischen Minusbereich. Das ist vermutlich falsch ausgedrückt, aber ich empfinde es so. Ich fühle mich wesentlich schwächer.

*

Der Unfall hat natürlich auch mein Leben verändert:

Ich achte mehr auf Paul. Darauf, wie er sich bewegt und wie der Schmerz sich zeigt. Isst er? Trinkt er genügend? Nimmt er ausreichend Proteine zu sich, genügend Obst? Es geht nicht darum, dass ich ihn wie eine Glucke kontrolliere, aber ich achte auf Paul. Ich schütze ihn.

Ich kann inzwischen anhand der kleinsten Anzeichen deuten, wann er müde ist. Dieser Blick ist in der Zeit im Krankenhaus entstanden, wo ich auf seine Fortschritte achten musste, um sie den Ärzten zu berichten.

Gleichzeitig hat sich mein Blick auf Menschen verändert. Vor dem Unfall waren alle Menschen irgendwie meine Freunde, die ganze Welt war *happy*. In der Zeit im Krankenhaus zeigte sich aber auch das wahre Gesicht vieler sogenannter Freunde. Sie sind einfach verschwunden. Und umgekehrt gab es einige, von denen ich das nie erwartet hätte, aber die standen uns selbst in den härtesten Momenten zur Seite. Der innerste Kreis hat sich dadurch ein wenig durchmischt.

Insgesamt bin ich konsequenter geworden. Wenn ich merke, von einem Menschen erhalte ich keine Kraft, keine positive Bestärkung, dann bin ich auch entschiedener als früher in der

Lage, mich zu distanzieren. Ich bleibe freundlich, selbstverständlich, aber ich beharre auf einer höflichen Trennmarke.

Ich will keine Energie mehr in Dinge stecken, die mich Zeit kosten. Und ich hinterfrage stärker, was ein Satz bedeuten soll, wenn ein Freund mit mir redet. *Was willst du mir wirklich sagen?* Es interessiert mich inzwischen nicht mehr, was man irgendwann, irgendwie mal machen könnte – es geht nur noch um das Hier und Jetzt.

Auch meine Dankbarkeit gegenüber seinen Fans hat sich verstärkt. All die Videos, Nachrichten, die Aufmerksamkeit, das tut gut. Manchmal befürchte ich fast, es könnte Paul überwältigen.

Das ganze Leben *schmeckt* anders.

Selbst Orte bekommen eine andere Bedeutung. Ich achte mehr darauf, ob sie mir guttun. Alles bekommt eine andere Intensität, selbst eine Blume auf einer Wiese. Hand zu halten mit dem Menschen, den du liebst und der dich liebt.

Und all das zusammen ergibt *Sinn.*

*

Mein Lebensrhythmus ist ein anderer als bei einem klassischen Musiker, der abends um zwanzig Uhr ein Konzert spielt. Meistens beginnen meine Auftritte um drei Uhr morgens. Mein Lebensrhythmus ähnelt also eher dem eines Gastronomen. Abgesehen vom Jetlag. Und der Tatsache, dass ich jedes Wochenende in einem anderen Club arbeite. Ansonsten finde ich mich am späten Nachmittag oder frühen Abend in einer Stadt ein – und gehe erst einmal schlafen. Gegen neunzehn oder zwanzig Uhr lege ich mich ins Bett, und je nachdem, wann *set time* ist, stehe ich um Mitternacht oder um ein Uhr morgens wieder auf. Danach bin ich für drei, vier Stunden wach – um mich anschließend gleich wieder ins Bett zu legen.

Mein Lebensrhythmus ist also eher zersplittert. Nicht glamourös oder verrucht.

Ideal wäre es, durchzuschlafen, was allerdings leider nicht mehr geht. Irgendwann schmerzt die Schulter, stärker und immer noch stärker, wenn ich falsch liege. Also *irgendwie* liege. (Allerdings lässt sich im MRT nicht erkennen, was der Grund dafür sein könnte.) Dagegen hilft nur: Umdrehen. Und wieder umdrehen. Noch einmal umdrehen.

Morgens wache ich dann mit Schmerzen auf. Ich quäle mich mit ihnen aus dem Bett und beginne mit ihnen meinen Tag. Und dann hilft erst einmal nur Kaffee. Ich habe immer schon gern und viel Kaffee getrunken, aber ich merke inzwischen, dass ich ihn wirklich brauche, um mich konzentrieren zu können.

Dass ich nicht mehr durchschlafe, macht sich mittlerweile auch dadurch bemerkbar, dass ich immer länger brauche, um in den verschiedenen Zeitzonen anzukommen. Selbst wenn ich einmal zwei Wochen am Stück in Europa bin, schlaucht dieses frühe Aufstehen, um wieder in eine andere Stadt zu fliegen, dort kaputt anzukommen, wieder ins Bett zu fallen, mitten in der Nacht aufzustehen, um zur Show zu fahren, anschließend, also gegen vier Uhr, fünf Uhr, erneut ins Bett zu gehen, ehe um acht oder neun Uhr ein weiteres Mal der Wecker klingelt. Aufstehen! Um zum Flughafen zu fahren. Zum nächsten Auftritt.

Deshalb dauert das Regenerieren bei mir auch viel, viel länger. Im Grunde müsste ich mir viel mehr Ruhe gönnen. Was ich früher, vor dem Unfall, nicht gebraucht habe. Wenn ich freitags, samstags unterwegs war und Sonntagabend nach Hause kam, dann bin ich gleich montags wieder ins Büro, habe gearbeitet oder im Studio an neuen Songs gebrütet. Jetzt spüre ich mein Energielevel und müsste mich *eigentlich* von Montag bis Mittwoch komplett von der Welt zurückziehen und flachliegen.

Hätte ich meine speziellen Arbeitszeiten nicht, dann wäre ich jemand, der morgens mit den Hühnern aufsteht. Wenn man morgens die erste Erschöpfung, die erste Müdigkeit abschüttelt, dann bleibt so viel vom Tag. Irgendwann ist Nachmittag, und man kann immer noch Dinge tun. Wenn ich erst um elf Uhr aufstehe, dauert es eine Ewigkeit, bis ich rundlaufe, etwas machen kann, und wenn ich dann noch einmal auf die Uhr schaue, gerade im Winter, dann wird es draußen schon wieder dunkel.

Allerdings verschlafe ich nicht den ganzen Tag bis in den Nachmittag hinein. Ich versuche den Tag als Tag wahrzunehmen. Es hat für mich eine Bedeutung, dass es hell ist. Ich mag diesen symbolischen Gegensatz zur Dunkelheit.

Leute, die den Tag durchschlafen, haben sich in der Nacht zuvor wahrscheinlich heftigst die Kante gegeben. Das war bei mir nie so. Für Reporter ist es deshalb immer wieder überraschend, wenn ich weit zurückliegende Anekdoten erzähle, über die Anfangszeit von Techno zu Beginn der Neunziger, weil ich mich an so viele Details erinnern kann. Der Grund für mein Erinnerungsvermögen ist relativ simpel: weil ich das alles *bewusst* miterlebt habe. Ohne Disziplin wäre es für mich nicht möglich gewesen, über zwanzig Jahre als DJ durchzuhalten.

Seit dem Unfall ist es allerdings härter für mich geworden.

Ich muss versuchen, meinen Arbeitsrhythmus irgendwie entspannter hinzukriegen. Deshalb mache ich weniger Shows.

Das Tourleben ganz einzustellen, kommt allerdings nicht infrage. Es ist für mich einfach zu wichtig, zu erfüllend, um weiterzukommen. Hätte ich das letzte Jahr einfach nur zu Hause gesessen, dann wäre ich jetzt *leer.* Die Ärzte sagen, Routine sei förderlich für den neurologischen Heilungsprozess, also plane ich weiter an einer *touring schedule.* Allerdings in Maßen.

Das Tourleben gibt mir so viel Motivation, dass ich die Anstrengung schnell vergesse. Ungefähr so wie bei einem Training für einen Marathonlauf: Komm, sagst du dir, den Berg dahinten, den nimmst du noch mit. Für den Aufbau der Kondition ist der kleine Berg wichtig. Und gewisse Anstrengungen, Reisestrapazen auf einer Tour, das sind meine kleinen Berge. Sie fordern mich, jedes Mal neu, und zwingen mir einen neuen Rhythmus auf.

Das wird ein langer Prozess. Und abgeschlossen ist noch lange nichts.

*

Ich war im Januar für diverse Tests noch einmal im Krankenhaus, und dabei hat sich herausgestellt, dass mein Arbeitsgedächtnis deutlich eingeschränkt ist. Deshalb sage ich allen Freunden oder Geschäftspartnern: Schickt mir lieber eine E-Mail. In dem Moment nämlich, in dem ich am Telefon ein Detail bespreche und gleichzeitig irgendetwas passiert, und sei es auch nur ein Geräusch – in dem Moment bin ich raus. Dann wird das, was ich gerade besprochen habe, nicht wirklich an mein Gehirn weitergeleitet.

Insgesamt funktioniert einiges wieder, aber manches auch nicht. Es gibt gewisse Worte, die ich nur schwer artikulieren kann, solche, die ich selten verwende, und manche habe ich gleich ganz vergessen. Manche verwechsle ich auch schlichtweg. *Woche – Weekend.* Ich springe zwischen Deutsch und Englisch hin und her, gerade wenn ich erschöpft bin. Das sind Schäden, die durch den Unfall entstanden sind. Da hilft nur Training, Logopädie. Da hilft nur: noch konzentrierter, noch bewusster das zu tun, was gerade ansteht. Nur der Augenblick. Nebenbei geht nicht mehr. Multitasking ist komplett vorbei.

Achtsamkeit.

Okay, das klingt schön. In meinem Fall ist es allerdings manchmal eher *confusing*. Wir reden im Büro beispielsweise über eine Show in Bogotá, und ich erzähle dann mittendrin, dass wir den Straßenverkehr im Auge behalten müssen, wenn wir nach Beijing fahren. Zack, da sind mal eben schnell ein paar Buchstaben verrutscht. Beide Städte sind mit Nähe verknüpft, aber mein Gehirn hat diesen Fakt übersprungen und aus einer fehlgeleiteten Automation einen neuen Ort eingefügt. Ich merke es nicht, aber mein Gegenüber ist verwirrt. Wegen meiner vermeintlichen Verwirrung.

Inzwischen habe ich gelernt, damit zu leben. Ich beschäftige mich nicht pausenlos mit dem Unfall, aber es ist mein *state of life*.

Bei einem solchen Aufprall fungiert der Körper wie eine Art Schutzschale. Meine ganze Grundmuskulatur ist daher verkrampft. Und diese Verkrampfung lässt sich kaum lösen. Es wird Jahre dauern, bis sie sich lockert. Auch mein Kiefer ist steif. Wenn ich mich so betrachte, dann kann ich sagen, dass mir der Unfall nicht nur symbolisch, als Gedanke, sondern ganz konkret noch in den Knochen steckt. Ich trage den Moment des Aufpralls unaufhörlich weiter in mir fort. Da helfen auch keine Massagen, es ist fast wie eine fortlaufende Schockstarre.

Die Verkrampfung trägt zu den kontinuierlichen Schmerzen bei. Allerdings nehme ich keine Medikamente mehr dagegen, denn die Nebenwirkungen würden irgendwann den erwünschten Effekt ausstechen. Schon in der Humboldtmühle, gleich nach der Überstellung aus dem Utrechter Krankenhaus, hat man damit begonnen, die Medikation schleichend abzubauen. Je länger ich unter Morphium gesetzt wurde, desto länger dauert es natürlich, wieder davon loszukommen. Zu Beginn habe ich deshalb gedacht, dass die Gefühlstaubheit in meinen Beinen eine Folge der Entwöhnungsphase von den Medikamenten sei. War es nicht. Leider, muss ich sagen, denn eine weitere Ursache wurde bislang nicht gefunden. Eine Theorie besagt, es könnte mit meinen Halswirbeln zusammenhängen. Oder auch nicht. Irgendwann wird es mich nicht mehr behindern, davon bin ich überzeugt. Ob es dann wieder gut ist oder ich mich einfach nur daran gewöhnt habe, das kann ich jetzt noch nicht vorhersagen.

All diese Beeinträchtigungen erschweren es mir, mich zu konzentrieren.

Bei der Musik ist das Gott sei Dank anders.

Sie ist schließlich ein wesentlicher Teil meines Lebens, und auch der größte Anknüpfpunkt an das Leben *davor.*

Musik entsteht sehr stark über Emotionen. Und über *Energie.* Und dieser emotionale Bereich wurde in meinem Gehirn nicht beschädigt.

Das alles sind Langzeitfolgen, gegen die ich ein wenig antrainieren kann. Aber es wird nie mehr besser werden. Die Informationsverarbeitung wurde durch den Sturz beschädigt. Meine Leistungsfähigkeit liegt heute ungefähr bei fünfzig Prozent.

Damit muss ich umgehen lernen.

Ich bin jemand, der vielseitig interessiert ist, der über alles, was um einen herum in der Gesellschaft passiert, Bescheid wissen möchte – aber wenn du sehr schnell von Prozessen überfordert bist, dann ist das auch sehr belastend.

Es ist frustrierend.

Meine Toleranzschwelle ist dadurch niedriger. Ich bin schneller kaputt und leer, schneller genervt. Dieses »Einmal tief durchatmen und alles ist wieder gut«, das funktioniert bei mir nicht mehr so einfach. Auch damit muss ich umgehen lernen – auf der anderen Seite bin ich jeden Tag dafür dankbar, dass ich überhaupt noch lernen kann.

Sport könnte vielleicht helfen, habe ich mal gedacht. Aber wenn ich zu schnell laufe, werden die Vibrationen in der Rübe zu heftig, und mir wird schwindlig. Das Problem ist eben, dass ich keine Speicherkapazität habe. Wenn ich mich erhole, regeneriere, *ausruhe*, dann komme ich lediglich auf ein neutrales Level. Und alles, was ich darüber hinaus mache, zieht davon Energie ab. Ich kann also nichts aufbauen. Es gibt keine Batterie, die man aufladen könnte. Es bringt nichts, in Urlaub zu fahren, in der Hoffnung, erholt wieder zurückzukommen. Das heißt, auch wenn ich Sport mache, zehre ich eher von meinen Reserven, als dass ich Kondition aufbaue.

Logopädie, das ist wichtig, Ergotherapie, Physiotherapie.

Logopädie, in meinem Fall, heißt: weiter an meinem Sprachvermögen zu arbeiten. In den ersten Wochen nach dem Unfall habe ich mehr gelallt, wie ein schwer Betrunkener. Heute rede ich immer noch wesentlich langsamer als früher, nach wie vor mit einem gewissen Anteil an Lallen, was vielen Menschen nicht auffällt, vor allem denen nicht, die nur alle paar Monate mit mir sprechen – aber ich merke das.

Margarita auch. Sie sagt dann immer zu mir: »Trink erst mal einen Kaffee.«

*

Der nächste Schritt ist eine Art Gehirntraining. Wortfindungsspiele. Wortzusammenhänge erkennen und erläutern: *Grün – Baum – Gras – Wald.*

Ich erinnere mich daran, dass ich in der Humboldtmühle eine Woche lang herumgelaufen bin, bis mir endlich wieder das Wort »Kannibale« einfiel. Niemand muss sich Sorgen machen, warum mir dieser Begriff so wichtig ist (es hatte mit einer TV-Serie zu tun), aber es hat mich gewurmt, dass er verschwunden war. Eines dieser unzähligen Wörter, die nicht jeden Tag im Sprachgebrauch vorkommen, und deshalb hatte ich es vergessen. Das hat mich auf die Palme gebracht.

Aber jetzt ist es da.

Ich werde »Kannibale« nie mehr vergessen.

Zu Hause habe ich eine Liste mit Wörtern im Flur hängen, die ich regelmäßig trainieren muss. Bei manchen geht es darum, mit der Zungenspitze oben den Gaumen zu berühren, bei manchen, ein »L« am Anfang zu artikulieren. Ich war auch früher schon ein Nuschelpeter, aber jetzt ist es schlimm geworden.

Auch knapp drei Jahre nach dem Unfall bin ich immer noch nicht an dem Punkt, an dem ich mich *normal* fühle. Die Schmerzen sind unvermindert schlimm. Diverse Stellen an meinem Körper schmerzen stark, wenn ich darüberstreichle. Es bleibt auch schwierig, zu schlucken. Ein Überbleibsel der Nahrungssonde. Wie ich mich selbst fühle, das hat sich stark verändert.

Andererseits ist es auch noch nicht lange her, dass ich aus dem Krankenhaus entlassen wurde. Die Auswirkungen des Unfalls sind immer noch spürbar – aber sie behindern mich nicht mehr. Ich kann mich wieder mit anderen Sachen befassen. Wobei der einzige Moment, in dem ich meine Schmerzen komplett vergesse, der ist, wenn ich auf der Bühne stehe. Dort bin ich komplett fokussiert.

Danach brauche ich erst einmal eine Umarmung. *Wärme.*

Die Ärzte haben prognostiziert: Auch ein Wunder brauche drei oder vier, vielleicht fünf Jahre Genesung. Nicht um an einen Punkt zu kommen, an dem ich mich wieder geheilt fühle, sondern um ein Level zu erreichen, wo die Nebeneffekte des Unfalls, die Langzeitfolgen, nicht mehr den Rest des Lebens dominieren. Wo sie eher ein wenig in den Hintergrund rücken.

Aber sie werden immer da sein.

Immer.

Der chronische Schmerz wird nicht verschwinden – ich werde mich lediglich daran gewöhnen. Er wird aber nie mehr weggehen. Die Verbindungen, Verknüpfungen im Körper, die sich sonderbar anfühlen, müssen alle erst einmal vollständig geheilt sein, bevor die Nervenbahnen ansetzen können, sich zu erneuern. Das alleine dauert wohl schon drei bis fünf Jahre. Abgesehen von den sonstigen Prozessen. In diesen Zeiträumen könnte nach acht Jahren ein erster Fortschritt erreicht sein.

Aber jeder einzelne Heilungsschritt verläuft in sich noch einmal unterschiedlich. Wir können einen Körper nicht wie ein Auto an ein Analysegerät stecken und die Werte einmal durchlaufen lassen, um in einer Statistik zu beobachten, an welchem Punkt sich die einzelnen Entwicklungsschritte befinden. Alles hängt mit allem zusammen und ist gleichzeitig doch voneinander abgelöst. Es gibt zudem kaum medizinische Erfahrungsberichte über solche Fälle, denn bislang haben von hundert ähnlichen Unfallopfern vielleicht fünf überlebt.

Prof. Biessels in Utrecht hatte Tränen in den Augen, als ich vor einigen Monaten bei ihm anklopfte – weil noch nie zuvor ein Hirnkoma-Patient zurückgekommen war. Es war das erste Mal.

Dr. Jawari sagte: »Das Ausmaß der Wiederherstellung grenzt an ein Wunder.«

Aber zum wiederholten Male: Ohne die Hilfe und Unterstützung all dieser Menschen hätte ich aufgegeben und jegliche Hoffnung verloren.

*

Die Liebe zu Paul hat sich verändert. Sie ist tiefer geworden. Stärker.

Ich wusste auch vor dem Unfall, dass ich ihn liebe, und habe es ihm gesagt. Aber vorher war unsere Liebe eher greifbar, stabil – jetzt umfasst sie das ganze Gefühlsspektrum. Ich verstehe erst heute wirklich, was Liebe bedeutet und welch elementare Bedeutung sie hat. Sie ist nicht nur ein Gefühl, sie meint nicht nur einen Zustand – es geht um alles. Erst in der Liebe öffnet sich die Welt, und ich meine das nicht als Spruch in einem Poesiealbum.

Einerseits macht Liebe alles komplexer, andererseits aber auch viel schöner.

Liebe erscheint mir heute manchmal wie ein Urknall.

Sie explodiert und verbreitet sich dann in alle Ecken des Universums.

Ich spüre heute viel stärker, wie Paul sich fühlt. In gewisser Weise hat uns der Unfall sogar noch fester zusammengeschweißt.

Wir verstehen uns inzwischen ohne Worte.

Aus einem einzigen Blick lese ich all seine Gedanken.

*

Ohne die enge Verbindung, die Margarita und ich auch vorher schon hatten, hätte ich vermutlich nicht überlebt. Aber gemeinsam durch eine solche Herausforderung zu gehen, lehrt dich eine Menge über deinen Partner.

Es öffnet in dir neue Seiten, ohne dass du es vielleicht willst. Und das Gleiche gilt für deinen Partner.

Ich habe grenzenloses Vertrauen in Margarita. Was sie für mich getan hat, das macht sie nicht für jeden. Es ist nur erklärbar, weil diese Frau mich *liebt*. Und ich schwöre, dass ich ebenfalls alles für sie tun würde.

Das macht unsere Liebe stärker.

Bedingungsloser.

Der Unfall hat alle sonstigen Wirrnisse und Sorgen beiseitegewischt – es geht nur noch um die reine Verbindung. Um nichts anderes.

Es geht nur noch darum, füreinander da zu sein, ohne jede Bedingung.

*

Ich war eher unbeschwert. *Früher.*

Unbeschwert. Und ich kann mir diesbezüglich nicht einmal einen Vorwurf machen; ich war nie mit der Härte des Lebens konfrontiert. Nicht in dieser Dimension. Ich habe einige Dinge in meinem Leben erlebt, die äußerst gefährlich waren – aber nichts war wie dieser Unfall. Da gibt es einen Menschen, mit dem ich derart tief verbunden bin – und dann muss ich mit ansehen, wie schnell sich alles ändern kann. Innerhalb von wenigen Sekunden verläuft dein Leben nicht mehr so, wie es vorher war.

Es ist nun härter. Klarer. Nicht mehr *easy going.*

Beinahe ebenso schnell musste ich in einer Weise erwachsen werden, wie ich das vielleicht gar nicht gewollt hätte.

Ich musste stärker werden. Für Kleinigkeiten dankbar sein, was mir früher vielleicht albern vorgekommen wäre.

Stattdessen hat der Wert einer Freundschaft für mich einen viel höheren Stand erreicht. Und: die Bedeutung von Familie.

Der Wert von: Zeit.

Der Geschmack von Schokolade. Gerade, weil es die letzte Tafel sein könnte, die du zu dir nimmst.

Innerhalb von Sekunden kann sich alles ändern.

Innerhalb von Sekunden kann alles vorbei sein.

Ich spreche nicht davon, in Angst zu leben – aber es ist unglaublich wichtig, jeden Moment, wirklich *jeden Moment* zu schätzen. Diese Augenblicke nicht einfach unbewusst verstreichen zu lassen.

Sondern etwas daraus zu machen.

Intensiv.

*

Wir beide haben das Geschehen noch in keinster Weise psychologisch verarbeitet. Das ist auch nicht einfach. Es müsste ein Therapeut vor uns sitzen, der selber etwas Ähnliches erlebt hat.

Unsere Hilfe sind einige wenige Bücher, meist aus Amerika, in denen Menschen ein vergleichbares Schicksal beschreiben. In einem Buch erzählt eine Mutter, wie ihr Sohn von einem Auto angefahren wurde. Er überlebte mit schweren Hirnschäden und Knochenbrüchen. Auch dieser Mutter haben die Ärzte erzählt: Das wird nichts mehr. »Gehen Sie davon aus, dass ihr Sohn über Nacht stirbt.«

Und die Mutter antwortete: »Nein!«

Die Ärzte sagten, in ihrem Fall könne nur eine einzige Operationsmethode helfen, die auch nur ein einziger Chirurg weltweit anbiete. Daraufhin setzte die Mutter alles Menschenmögliche in Bewegung, um ihr Kind in die Praxis dieses Arztes zu bringen.

Wie Margarita formulierte sie ein Mantra: »Du wirst wieder die hundert Prozent erreichen!« Und genau wie Margarita hat auch diese Mutter alle Besucher, die negativ gestimmt waren, aus dem Zimmer geschickt. Wenn die Ärzte zur Visite kamen, um sich mit ihr über den Gesundheitszustand ihres Sohnes zu unterhalten, dann ist sie mit ihnen auf den Flur gegangen. Obwohl der Junge in einem tiefen Koma lag. Aber es ging darum, auf keinen Fall und sei es noch so sublim, zu vermitteln, dass etwas nicht stimmen könnte. Wie bei uns.

In einem anderen Fall geht es um eine Ehefrau, deren Gatte, ein Feuerwehrmann, bei einem Einsatz schwer am Kopf verunglückte. Diese Frau beschreibt im Netz ihr Leben und sucht über Crowdfunding Menschen, die ihr finanziell unter die

Arme greifen. Sie musste ihren Job aufgeben, um Tag und Nacht bei ihrem Mann zu sein. Denn darum geht es zuerst: Du brauchst in so einem krassen Fall einen geliebten Menschen an deiner Seite. Weil du nie weißt, wann die Verzweiflung ausbricht. Wann die Schmerzen so groß sind, dass du nicht mehr leben willst. Die Kosten für Medikamente sind in den USA noch einmal extremer. Margarita hat ihr geschrieben, sie solle den Mut nicht verlieren.

Hoffnung in so einer Lage kann man nur schöpfen, wenn man von jemandem erfährt, der ein ähnliches Schicksal erlebt hat.

Der beste Psychiater der Welt kann vor dir sitzen, ausgestattet mit allen Diplomen führender Universitäten, aber du wirst ihm nicht abnehmen, dass er auch nur im Ansatz die Bandbreite und die Größe der Herausforderung begreifen könnte.

*

Den Heiratsantrag hatte ich Margarita noch vor dem Unfall gemacht. Mein Gott, wir wären schon längst ein Jahr »im Stand der Ehe«. Aber durch den Unfall hat sich die Hochzeit um etwa zwölf Monate verschoben.

Ich erinnere mich noch gut: Wir haben uns an einem 6. Januar kennengelernt, und am 6. Januar 2016 wollten wir unseren Jahrestag feiern. Ich habe ein Abendessen auf einem Gondelschiff organisiert, in Playa del Carmen, Mexiko, alles ganz romantisch, und während wir so dahingondelten, habe ich versucht, das Gesprächsthema ein wenig von der Schönheit des Augenblicks in die Zukunft zu lenken. Mit diesem salbungsvollen Ton, den man als Mann in solchen Momenten aufsetzt, sagte ich: »Weißt du, ich finde es so toll, dass wir schon vier Jahre zusammen sind …« Aber in dem Moment, wo ich den Ring auspacken wollte, stand der Kellner mit einer Schokoladencreme neben Margarita.

Ich flüsterte: »Willst du mich heiraten?« Während sie den Löffel mit der Nachspeise im Mund hatte.

Aber sie hat sich gefreut.

Und angenommen. Gott sei Dank.

Dann haben wir unsere Eltern angerufen, sie auch ihre Geschwister.

Aber wo sollte die Hochzeit stattfinden? Wir haben beide Freunde auf der ganzen Welt, in Australien, China, Frankreich, in Deutschland natürlich, in den USA, natürlich auch in Kolumbien, in Großbritannien, im Grunde überall. Es müsste ein Ort sein, an dem wir das, was wir vorhaben, umsetzen können und der gleichzeitig strategisch günstig liegt, damit sich dort alle Freunde und Familienmitglieder treffen können. Zudem ein Ort, der auch mit unserer Liebesgeschichte zu tun hat – und da bot sich Cartagena an der Karibikküste Kolumbiens an, eine der schönsten Kolonialstädte Südamerikas, denn dort haben wir uns kennengelernt.

*

Wir haben die Hochzeit zusammen geplant. Es war nicht so wie in manchen Anekdoten oder Filmen, wo die Braut alles hektisch vorbereitet, und ihr Mann in spe tapert unwillig hinterdrein.

Wir machen die meisten Dinge gemeinsam, deshalb haben wir versucht auch diesen besonderen Tag gemeinsam zu gestalten. Angefangen beim Essen bis hin zur *location*. Unser Ziel bestand darin, verschiedene Generationen, verschiedene Nationalitäten und auch Biografien unter einen Hut zu bringen, wie man so sagt, und ich denke, das hat gut geklappt.

*

Wir haben weder den Tag noch den Ort unserer Hochzeit veröffentlicht – umso größer war unsere Überraschung, dass eine Menge Journalisten über alles unterrichtet waren. In einer Lokalzeitung wurde eine komplette Übersicht über den Ablauf unserer Hochzeit abgedruckt. Und zwar am Tag davor. Am Tag darauf stand auch in der deutschen Presse, dass wir um siebzehn Uhr die Zeremonie im Hotel Charleston Santa Teresa begonnen hätten. »Die Fünf-Sterne-Herberge residiert in einem ehemaligen Kloster direkt an den Stadtmauern der Altstadt mit Aussicht auf die Karibik. Der anschließende Empfang war im angesagten Restaurant Baluarte San Francisco Javier.«

Unsere Idee hingegen hatte darin bestanden, nur ein einziges Foto zu veröffentlichen, um halbwegs die Kontrolle über unsere Hochzeit zu behalten. Ansonsten kein Wort zur Presse.

Trotzdem war dieser Tag für mich überwältigend. Großartig, wunderschön, berauschend.

Jemand fragte mich, ob ich an diesem Tag den Unfall vergessen hätte. Meine Antwort klang – und klingt – vielleicht ernüchternd. Bei aller Schönheit, die so ein Tag hat – ich lebe jeden Tag mit dem Unfall. Obwohl ich nicht daran denke. Etwas schmerzt immer, jeden Tag, jede Stunde, kontinuierlich. Selbst die schönste Hochzeit trägt nicht dazu bei, die Folgen meines Unfalls zu vergessen.

Bei allen Schwierigkeiten geht es mehr darum, nach vorn zu schauen. Im Hier und Jetzt zu leben.

Und zwar *glücklich* im Hier und Jetzt zu leben.

In diesem Zusammenhang könnte ich auch eine oft gestellte Frage beantworten. »Eigene Kinder?«

Supergern. Aber wo?

Vielleicht in Los Angeles? Aber möchten wir wirklich dort Kinder großziehen, aufwachsen sehen?

Damit wir uns nicht falsch verstehen: Los Angeles ist eine faszinierende Stadt. Eine Zeit lang war ich aufgrund diverser Meetings und Produktionsgeschichten immer wieder dort. So oft, dass Margarita und ich beschlossen, uns häuslich in der Stadt niederzulassen. Anstatt also ewig in Hotels herumzuhängen, entstand die Idee, eine *residence* zu organisieren, wo wir dann irgendwie »nach Hause kommen« würden.

Drei Jahre war das tatsächlich schön. Es entwickelten sich bald Gewohnheiten, und Gewohnheiten verbinden dich mit einem Ort. Das *Cruisen* mit dem Auto, das einen Eindruck von der gewaltigen Dimension der Stadt vermittelt. Oder auch die Vorliebe für den Mexikaner um die Ecke. Für jemanden wie mich, der Sushi liebt, wurde Arashi im Stadtzentrum zum Stammlokal. Das ist ein kleiner Laden, nicht viel größer als mein Büro in Berlin, kein bisschen *fancy*, kein Hollywood-Glamour, sondern einfach nur so unglaublich gut, dass er es sogar geschafft hat, meinen Lieblings-Sushi-Laden in Tokio von der Liste zu verdrängen.

Aber nach dem Unfall haben wir die Niederlassung in Los Angeles aufgegeben. Es war weniger eine Entscheidung, die mit Reisestrapazen zu tun gehabt hätte; im Flugzeug habe ich ohnehin meist gedöst. Nicht wie zu Hause im Bett, aber es war auch nicht irrsinnig anstrengend.

Trotzdem war die Unterkunft mittlerweile wie ein Klotz am Bein, denn es war absehbar, dass ich, abgesehen von einigen

Shows, in den nächsten Jahren nicht so wahnsinnig viel in den USA zu tun haben würde.

Kolumbien stand auch einmal kurz auf der Liste.

Ich liebe dieses Land. Es beherbergt eine der herzlichsten und liebenswertesten Kulturen, die ich auf meinen Reisen kennenlernen durfte. Das sage ich nicht nur, weil ich da inzwischen Familie habe, sondern das habe ich auch davor schon propagiert.

Vermutlich bleibt also Berlin die *homebase*. Um von hier aus um die Welt zu fliegen. Für Deutschland spricht auch sein großartiges Gesundheitssystem. In Berlin lassen sich Kinder großziehen.

Das wird nicht einfach werden, *den einen* Ort zu finden. Es muss ein Zuhause sein, vielleicht mit Garten, wo die Energie stimmt. Und wenn man so viele Städte kennengelernt hat, dann fällt die Wahl schwer. In Berlin fehlt mir der Coolness-Faktor von Buenos Aires oder das Wetter von Miami. Es fehlt immer ein Baustein.

Und wann?

Margarita hat noch ein paar Berge vor sich. Im wahrsten Sinne des Wortes: Sie ist abenteuerlustig und will erst noch den Kilimandscharo besteigen. Und anschließend in Chile einen Pass entlangwandern, auf dem man bis nach Argentinien gelangt.

Das alles geht nicht mit kleinen Kindern.

Und sie davon abzuhalten, das bringt gar nichts. Ich möchte, dass sie glücklich ist und nicht für mich auf Dinge verzichtet, von denen sie seit Jahren träumt.

Margarita macht unentwegt solche Dinge. Sie ist zertifizierte Tiefseetaucherin, und gerade erst war sie im Himalaya.

Das war hart für mich. Zum ersten Mal so lange voneinander getrennt zu sein. Dann noch meine Panik, was alles passieren könnte. Es war ausgerechnet in der Saison, als elf Bergsteiger im Himalaya tödlich verunglückt sind. Margarita wollte zwar nur bis zum Basislager, nicht ganz nach oben, bis auf den Gipfel des Mount Everest, aber es war trotzdem eine große Tour, mit mehreren Pässen.

Einen Monat von mir getrennt.

Sie trug zwar ein Satellitentelefon bei sich und hatte einen GPS-Tracker in der Ausrüstung, mit der Möglichkeit, einen Notruf abzusetzen. Das Schlimmste aber war für mich, dass ich währenddessen nicht zu Hause, sondern selber unterwegs war. Es war genau der Monat, in dem ich in Asien tourte. Also habe ich unter der Woche in Peking im Hotel gesessen und auf einen Anruf gewartet.

Aber das ist Liebe. Sie gehen zu lassen.

Das war immer ihr Traum. Und ich werde nie vergessen, wie ich Margarita in Tokio endlich wieder in Empfang nehmen konnte.

Margarita ist beinahe mehr um die Welt gereist als ich. Mit sechzehn Jahren hatte sie sich in den Kopf gesetzt, nach Australien zu gehen, für anderthalb Jahre, um richtig Englisch sprechen zu lernen. Später wurde ihr dann Französisch wichtig, also ist sie für zwei weitere Jahre nach Paris gezogen, um dort zu studieren. Zurück in Kolumbien, wo sie ihr Designstudium beendete, beschloss sie, es sei an der Zeit, nach China zu wechseln. Daraufhin verbrachte sie zweieinhalb Jahre in Peking, ehe sie mit dem Rucksack durch Südostasien reiste, nicht von Fünfsternehotel zu Fünfsternehotel, was sie sich problemlos hätte leisten können, sondern als Backpacker. Nebenbei ist sie noch einige Monate nach Indien geflogen, um dort Kindern zu helfen. Momentan hilft sie in Kenia in einem Kinderheim.

Manchmal ist es wie bei dieser Hase-und-Igel-Geschichte. Egal welche Sprache ich mir gerade ausdenke – Margarita spricht sie schon. Egal welches Land ich mir vorstelle, sie hat es bereist. Nur mit dem Deutschen hapert es noch ein bisschen. Weil wir so selten hier sind. Und in der Regel sprechen wir Englisch.

Margarita ist wirklich ein unglaublich toller, faszinierender Mensch. Neben allem, was ich für sie empfinde, ist sie ein Mensch, zu dem ich aufschaue. Aus lauter Respekt.

*

Ich mache meine Zukunftsplanungen nicht davon abhängig, wie es mir körperlich geht. Und erst recht nicht von irgendwelchen Befürchtungen, ob ich mich möglicherweise Ende des Jahres schwach fühlen könnte.

Ich gehe davon aus, dass es mir gut geht. Fertig.

Manchmal sagen Leute zu mir: »Hey, nach all dem, was du durchgemacht hast, muss sich dein Leben doch jetzt toll anfühlen. Du musst doch jetzt alles genießen und als besonders wahrnehmen.«

Ist das so?

Aus Gesprächen mit Menschen, die eine ähnlich krasse Erfahrung gemacht haben, weiß ich: Es ist eher das Gegenteil der Fall.

Du merkst, wie schnell alles gehen kann.

Ich war nicht in einem Dritte-Welt-Land, nicht auf einem provisorischen Wiesenfestival, als ich gestürzt bin. Es ist im

Herzen Europas passiert. Und wenn du weißt, wie schnell so etwas gehen kann, wirst du eher unsicher. Deshalb fühle ich auch eine zunehmende Unruhe in mir, wenn Margarita aus dem Haus geht. Ich habe dieses Grundvertrauen verloren, *»Alles ist gut, alles ist schön«*. Das ist belastend.

Ich weiß nicht, wie die Psyche sich verhält, wenn man dauerhaft in der Gewissheit lebt, in absehbarer Zeit sterben zu müssen, wie ein unheilbar Krebskranker beispielsweise, aber bei mir überwiegt mittlerweile so eine Verlustangst. Kinder halten sich für unverwundbar, egal was sie anstellen. Je älter du wirst, desto eher erkennst du die potenzielle Gefahr. Bei mir ist die Sensibilität für eine Bedrohung inzwischen ins Extreme gewachsen.

Ich bin dadurch nicht unbedingt vorsichtiger geworden. Ich schaue jetzt nicht häufiger nach, ob ein Auto um die Ecke kommt, wenn ich über die Straße gehe. Meine Befürchtungen konzentrieren sich eher auf Margarita, auf den Menschen, mit dem ich so eng verbunden bin. Und das auch nur dann, wenn sie nicht bei mir ist.

Sie will mich gleich abholen – aber sie kommt zu Fuß. Die große Straße entlang, der Verkehr, die Menschen, wo alles Mögliche passieren kann, und ich weiß, dass einige Leser jetzt wahrscheinlich schmunzeln. Vermutlich nerve ich auch Margarita damit tierisch. »Bitte ruf mich an, wenn du angekommen bist. Bitte ruf mich an, wenn du wieder losfährst.« Das Problem ist: Das ist meine bittere Realität. Und die nehme ich leider auch so wahr. Als Belastung.

Das wird noch sehr, sehr lange dauern, bis ich das verarbeitet habe.

Wenn überhaupt.

Mitnichten ist es also so, dass ich das Leben nach dem Unfall nun unbeschwerter angehe, nach dem Motto: Wenn man so etwas Krasses überlebt hat, da kann ja nichts mehr passieren. Nein, dieser Spruch funktioniert bei mir leider nicht. Keine »Jetzt-erst-recht«-Haltung. Die man vielleicht erwartet.

Es ist eher das Gegenteil eingetreten, so ein beinharter *Realismus*, eine gewisse Schwere.

Wobei ich nicht ernster geworden bin, ich halte mich immer noch für denselben Clown wie vor dem Unfall. Mit einem kleinen Unterschied: Wenn ich heute vor Freude in die Luft springe, dann schmerzt mein Körper.

Die allgemeine Situation macht es mir dabei nicht leichter. Auch hier ist eine gewisse Leichtigkeit verloren gegangen. Dass man nicht mal mehr auf den Weihnachtsmarkt gehen kann, ohne Angst haben zu müssen, das beschäftigt mich. Gesellschaftliche Strömungen spüre ich mittlerweile auch viel stärker.

Diese Unsicherheit.

Alles ist so schnell gegangen. Völlig unerwartet.

Ich gehe nie aus dem Haus, ohne Margarita zu sagen: »Ich liebe dich.«

Wenn ein Streit in der Luft liegt, dann versuche ich, ihn auszuräumen, bevor sie aus dem Haus geht. Du weißt nie, was in den nächsten fünf Minuten passiert.

Du gehst runter, auf die Straße, um dir am Kiosk ein Eis zu holen, und dabei überfährt dich ein Betrunkener. Wie viel lässt du zurück? Wie viel Ungesagtes? Wenn ich jemandem heute den Stinkefinger zeige, sauer auf ihn bin, dann bleibt bei mir schlagartig die Frage im Kopf zurück, ob ich diese Person morgen wiedersehen werde.

»Weißt du was, ich verzeihe dir.«

Die Sinnlosigkeit von Streitereien steht mir so deutlich vor Augen, dass ich eskalierende Auseinandersetzungen nicht mehr haben möchte. Immer ist es der eigene Stolz, dieses: »Ich lass dich jetzt mal so richtig abgleiten, du hast irgendwo Mist gebaut, dafür lasse ich dich jetzt schlecht fühlen.« Aber das ist nicht gut. Es macht keinen Sinn, kostbare Lebenszeit mit bescheuerten Streitereien zu vergeuden.

Mein Bewusstsein, hier gegenzusteuern, ist extrem gewachsen.

Mit einigen kleinen Einschränkungen. Es gibt eine Grenze, wo meine Bereitschaft zu verzeihen aufhört. Dieser eine Typ, der durch die Gegend twitterte, während ich im Koma lag, nur um Klicks auf seinem Account zu zählen – das kann ich nicht verzeihen.

Auch nicht die Verhaltensweise der Veranstalter in Utrecht. Sie sind letztendlich für den Unfall verantwortlich. Es geht nicht darum, dass Fehler passiert sind, sondern es geht um die Art und Weise, wie sie damit umgegangen sind. Kein Nachfragen, kein Entschuldigen, kein Kontakt.

Eine Bühne muss nach gewissen Sicherheitsstandards aufgebaut werden, das gilt weltweit. Wenn dann etwas passiert, bin ich als Veranstalter dafür verantwortlich. Auch wenn ich vielleicht persönlich nicht anwesend war. Mein Event – meine Verantwortung. Und damit stehe ich zumindest moralisch in der Pflicht. Das Allerwenigste wäre es also gewesen, sich mal zu erkundigen, wie es dem Verletzten geht.

Doch noch einmal: Es war ein schlimmes, ein einschneidendes Erlebnis für mich. Letztlich hatte ich aber Schmerzen, ohne wirklich bei mir zu sein. Für die Menschen an meiner Seite, die das alles bewusst miterlebt haben, waren der Horror, die Angst und der seelische Schmerz noch ungleich größer.

*

Irgendetwas wartet noch auf mich. Irgendeine Lebensaufgabe.

Aber was?

Einer alten Frau an der Ampel über die Straße zu helfen? Das habe ich auch vorher schon gemacht.

Vielleicht erfahre ich das wirklich erst, wenn ich sterbe, sozusagen im Rückblick: *Paul, das hättest du noch tun sollen.*

Das Merkwürdige ist, dass mein Büro in Berlin, in dem ich mir diese Fragen stelle, zu einer permanenten Zeitreise einlädt. Schaue ich aus dem Fenster, sehe ich meine ehemalige Schule, mein ehemaliges Elternhaus, das UFO, den Club, den ich niemals hätte betreten können, wäre die Mauer nicht gefallen. Ich hätte nie auf dieses Gebäude schauen dürfen, von dem aus ich heute in meine Vergangenheit zurückblicke. Hier stand nichts. Nur die Mauer.

Die Fragen kommen täglich.

Warum hat mich etwas im Leben gehalten – aber gleichzeitig ist jemand wie Professor Hesse gestorben, der so vielen Patienten das Leben gerettet oder zumindest geholfen hat, dass es diesen Menschen besser geht?

Ich spüre eine irrsinnige Last, wenn ich über diese Fragen länger nachdenke.

Immer wieder quäle ich Margarita damit. Sie sagt, man könne nicht das eine mit dem anderen aufwiegen. Und sie macht mir klar, dass auch ich vielen Menschen mit meiner Musik, mit den Events, etwas gebe, was man vielleicht gar nicht so direkt fassen könne. Wir können schließlich keine Liste anfertigen, nach dem Motto: Abgehakt, heute haben wir tausend Leute glücklich gemacht.

Trotzdem.

Irgendetwas wartet noch auf mich.

Danke

Ich habe dieses Buch geschrieben, weil ich danken und motivieren (und ganz nebenbei auch ein Plädoyer für mehr Menschlichkeit in der Medizin halten) möchte. Über meine Dankbarkeit habe ich schon gesprochen, aber vielleicht ist nicht sofort ersichtlich, welcher Aspekt bei meiner Geschichte motivierend wirken soll.

Es betrifft all die Familien, die täglich ins Krankenhaus gehen, weil dort ein geliebter Mensch liegt, vielleicht auch ein Koma-Patient, auf jeden Fall eine hilflose Person, die nicht mehr ansprechbar ist. Und du spürst vielleicht, dass du nur noch dorthin trottest, weil du es halt musst. Dein Gefühl sagt dir eigentlich, dieser Mensch im Krankenhaus ist nur noch wie *Gemüse.* Der kriegt doch nichts mehr mit.

Dann sage ich: NEIN.

Lies vielleicht irgendetwas vor. Denn diese Patienten spüren so vieles!

Ich kann mich an nichts Konkretes erinnern, als ich im Koma lag, an keine greifbare Erinnerung, aber deutlich an ein *Gefühl.*

Und dieser Moment hat mir Kraft gegeben.

Wer einfach nur liegen gelassen und aufgegeben wird, kommt schwerlich aus dem Koma zurück. Die Art, wie du mit dem Kranken umgehst, wird sich auf die Person auswirken. Vor allem auch auf den Heilungsprozess.

Hätte ich allein in einem kahlen Krankenzimmer, in einem isolierten Bett gelegen, vielleicht ab und an Besuch bekommen, ab und an ein paar Blumen, gefolgt von der unweigerlichen Frage: »Und? Wie geht's?« – dann würde ich heute nicht an diesem Buch schreiben. Mein Leben wäre vielmehr eine der vielen negativen Storys geworden, die man googeln kann. Weil es fast ausschließlich negative Storys über Menschen mit Hirnschaden gibt.

Deshalb ist es mir so wichtig, dass wenigstens *eine* positive Geschichte erzählt werden kann. Wenn also irgendwo auf der Welt eine verzweifelte Mutter, eine verzweifelte Ehefrau, ein verzweifelter Vater oder ein verzweifelter Ehemann in die grausame Lage kommt, über die Folgen von Hirnschäden zu recherchieren, dann soll er auch etwas finden, das Mut macht.

Nämlich meine Geschichte.

Die unweigerlich verbunden ist mit der Leistung von Margarita. Ihr positiver Einfluss auf meine Genesung ist unglaublich. Denn dabei geht es immer um Fördern und Fordern. Die Option, aufzugeben, war in der Situation, in der ich mich befand, nur einen Hauch entfernt. Ohne Margarita hätte ich es nicht geschafft, wieder aufzustehen. Es wäre gewissermaßen sogar natürlich gewesen, aufzugeben – all die Schmerzen, das vollständige Versagen meines Körpers. Ich war auf dem Niveau eines Babys. Ich habe auch heute noch vollstes Verständnis für jeden Menschen in einer ähnlichen Lage, der ab einem gewissen Punkt nicht mehr bereit ist, weiterzukämpfen. Der aufgibt. Der sagt: Ich kann nicht mehr.

Ich kann das sehr, sehr gut nachvollziehen.

Aber in diesen Augenblicken, wenn wir, die Patienten, unsere Hoffnung verlieren, aus welchen Gründen auch immer, weil alles zu schmerzvoll ist oder weil die Berge, die sich auftürmen, einfach zu hoch sind, unüberwindbar scheinen, in diesen Augenblicken zeigt sich die Bedeutung der Unterstützung, die wir bekommen.

Nur diese Energie von außen gibt dir den Willen weiterzumachen.

Ich habe einige Menschen gesehen, die eine solche Unterstützung nicht hatten. Und die deshalb in sich zusammengesackt sind.

Aber gemeinsam lassen sich die höchsten Berge erklimmen. Das beginnt bei den engsten Menschen in deinem Umfeld, und es geht weiter mit den Schwestern, Pflegern, den Therapeuten und Ärzten. Wenn diese Menschen nicht an einem Strang ziehen, dann ist es fast unmöglich.

*

Wenn ich an meine Zeit in der Berliner Humboldtmühle zurückdenke, dann fällt mir kaum etwas ein, was man hätte besser machen können. Nicht nur ich sage das. Es lagen eine Menge Schlaganfallpatienten auf meiner Station, und jeder, der dazu in der Lage war, konnte das bestätigen.

Ich habe es so empfunden, dass die Menschen, die in der Humboldtmühle arbeiten, nicht einfach nur ihren Dienst abreißen, sondern dass sie wirklich eine Passion haben, eine Mission: Menschen zu helfen. Das merkst du. Sie stellen sich auf dich ein. Die sabbeln dir nicht ein lustloses Therapieprogramm herunter, sondern sie schauen genau hin: Wo stehen wir heute? Und zwar heute um vierzehn Uhr? Und wo wollen wir um fünfzehn Uhr sein? Was müssen wir machen?

Diese Zuwendung habe ich gespürt. Und das hat mir den Extrakick Motivation gegeben, *zu kämpfen*, weil es aufputscht, wenn derjenige, der dir gegenübersteht, sich dafür einsetzt, dass es dir besser geht. Dann kann ich mich doch nicht hängen lassen.

Und dabei war es nur Zufall, dass ich dort gelandet bin. Mein Gott, wenn ich mir überlege, ich sollte eigentlich in ein anderes Krankenhaus transportiert werden. Aber irgendwie hat der Mann in der Aufnahme etwas vergeigt, glücklicherweise, denn das vermeintliche Ausweichkrankenhaus, die Humboldtmühle, war für mich die beste Wahl überhaupt.

Es gibt eine riesige Forschungsabteilung, und man probiert Dinge, die nicht unbedingt im klassischen Lehrplan stehen. Ich bekam beispielsweise zweimal in der Woche Akupunktur. Wobei ich panische Angst vor den Nadeln hatte. Die Dame betrat mit ihrem Equipment das Krankenzimmer – und mir lief augenblicklich der Schweiß den Rücken runter. Vor Panik. Die dachten alle, ich mache Theater, aber es war wirklich schlimm für mich. Als es Richtung April ging und sich mein Heuschnupfen meldete, hatte ich zusätzlich noch das Problem mit dem Niesen. Also, während die Nadeln in mir steckten. Denn bei jeder Attacke verstärkten die Spitzen das Niesen um ein Zehnfaches, was meinen Spaß an der Sache nicht unbedingt steigerte.

Die Ärzte und das Pflegepersonal versuchen mit allen nur denkbaren Methoden zu helfen, zu unterstützen. Beispielsweise ergab sich das Problem, dass meine Beine sich zwar nicht direkt taub anfühlten, aber so, als würde ich in eiskaltem Wasser sitzen. Im Gegensatz dazu brannten meine Füße. Jedes neurologische Problem ist individuell. Das wissen die Ärzte. Oft habe ich gehört: »Wenn Sie sagen, Ihre Füße schmerzen, dann ist das so.« Man kann zwar exakt messen, *dass* Daten vom Gehirn übermittelt werden – aber nicht mal ansatzweise, *welche*. Und um meine Füße nun zu stimulieren, haben die Mitarbeiter eine Art Vibrationshausschuh entwickelt. Keine Sonderanfertigung; ich war nämlich nicht der Einzige, der darüber klagte, brennende Sohlen scheinen relativ weit verbreitet zu sein, auch bei Schlaganfallpatienten. In diesem Spezialhausschuh vibriert die Sohle, wodurch der Fuß pausenlos stimuliert wird. Nicht im Sinne einer Reflexzonenmassage. Es geht nur grundlegend darum, zu stimulieren und Daten zum Gehirn zu schicken. In dem Moment, wo die Kommunikation mit dem Hirn verstärkt wird, regt es auch die Regeneration der Datenleitung an.

An einem anderen Tag installierte das Personal verschiedene Lichtquellen. Bei mir sollten EEG-Tests gemacht werden, und um nun zu ermitteln, ob ich nach dem Unfall für pulsierende, wechselnde Lichteinflüsse anfällig bin, die ein Bestandteil meiner Arbeit sind, kamen sie auf die Idee mit den Stroboskopen. Das hat mich beeindruckt, derart ins Detail zu gehen, um einen Patienten bestmöglich zu beraten und zu unterstützen.

Das Ergebnis war übrigens aufschlussreich. Ich habe zwar keine Anfälligkeit für Epilepsie, allerdings ist die Wahrscheinlichkeit für mich, irgendwann in meinem Leben einen Schlaganfall zu erleiden, um ein Vielfaches höher als in der Normalbevölkerung.

Abseits von der medizinischen Betreuung immer dabei: die positive Grundstimmung des Personals.

Dieses menschliche Umfeld hat mich gerettet. Das ärztliche Handwerk hat mir über die Schwelle geholfen, nicht zu sterben –

aber wirklich das Leben gerettet, also Empfindungen, Gedanken zu haben, denken zu können, das ist durch die *Liebe* entstanden.

Ein »Danke« hierfür reicht nicht.

*

Ein Drittes war das Gefühl der Sicherheit.

Selbst noch in den Wochen, als ich aus dem Krankenhaus entlassen wurde. Es ging dabei weniger darum, dass ich jede Woche in der Klinik hätte anrufen können, sondern es war die Gewissheit, einen Hafen zu haben. Mein Leben wurde überschwemmt von Gedankenfluten, Sorgenwellen, Unwägbarkeiten, *wo geht alles hin?* – aber ich wusste immer, es gibt da einen Ort, an den ich mich halten kann.

Als Professor Hesse dann überraschend starb, brach mir dieser Ankerplatz weg.

Das war hart. Noch vier Tage vor seinem Tod hat er sich anderthalb Stunden Zeit für mich genommen. Das muss man sich einmal vorstellen. Er wusste, wie es um ihn steht, aber er kam extra in die Klinik gefahren, um mit mir zu sprechen.

Er hat mir sogar noch ein Buch empfohlen, mit Aufwärmübungen. »Den ganzen Yoga-Quatsch drum herum lassen Sie weg«, sagte er, »aber die anderen Übungen sind genau richtig für Sie.«

Als hätte er in diesem Moment gewusst, dass es unser letztes Treffen sein würde.

Vier Tage vor seinem Tod. Nur um mit mir zu sprechen.

Es bewegt mich auch jetzt noch.

Warum musste Professor Hesse gehen, und ich bin noch da? Er hat so vielen Menschen geholfen, so vielen Menschen das Leben gerettet. *Und ich bin noch hier.*

Was ist meine Aufgabe, die daraus entsteht?

*

Dr. Jawari erzählte mir einmal, dass er bei meiner Einlieferung in Berlin von einem viel schlimmeren Zustand ausgegangen ist. Er musste so denken, nach Ansicht der Krankenakte. Danach wäre es für ihn eine optimistische Zielvorgabe gewesen, wenn wir fünfzig Prozent des Ausgangszustandes erreichen würden. Ich antwortete ihm, dass mich die Wärme der Mitarbeiter, die ich gespürt habe, enorm aufgebaut hat.

Daraufhin drehte er sich zu seinen Assistenten um und meinte: »Ich sage euch immer, egal in welchem Zustand die Patienten hier ankommen – sie kriegen alles mit.«

Das kann ich nur unterstreichen.

Für mich ist dieser Punkt sehr wichtig. Und ich würde mir wünschen, dass es jedem Mitarbeiter des Pflegepersonals, des Krankenpersonals, jeder Schwester, jedem Arzt bewusst ist.

Ich kann mich gut in die Situation eines Pflegers hineinversetzen, wenn ein Notfallpatient eingeliefert wird, in einem so furchtbaren Zustand, dass er nur noch röchelt, sein Leben am seidenen Faden hängt und es schwierig vorzustellen ist, dass er noch zu tieferen Empfindungen in der Lage sein soll.

Aber es geht gar nicht um große Verhaltensumstellungen. Sondern nur um Feinheiten. Den Patienten liebevoll berühren, bevor eine Spritze gesetzt wird. Solche Nuancen. Sodass der

Patient nicht das unbewusste Gefühl hat: »Ich liege in einem fremden Zimmer, alle zwei Stunden kommt ein Fremder und misst meinen Blutdruck.« Sondern dass dieses Gefühl die Oberhand erhält: »Die Leute, die sich um mich kümmern, haben ein Interesse daran, dass es mir besser geht.

*

Einige Monate nach dem Unfall bin ich noch einmal nach Utrecht gefahren, um mich zu bedanken. Ich habe mich vorher angemeldet.

Die erste Diagnose, die Professor Biessels meiner Mutter und Margarita dort mitgeteilt hatte, war: »Er wird nicht mehr wissen, wer er ist. Er wird nicht mehr wissen, wer Sie sind. Er wird nicht wissen, was passiert ist.«

Normalerweise kommt keiner von diesen Patienten später zurück und sagt: »Danke, dass Sie mich gerettet haben.«

Normalerweise sind die Menschen in einem so schlechten Zustand, dass sie nach einem Unfall nirgendwo mehr hingehen.

Professor Biessels schaute mich also mit glasigen Augen an. Ein Koma-Patient stand wieder vor ihm. Nur wenige Monate nach dem Unfall.

Allein hätte ich es nicht geschafft. Es war zu viel zerstört, zerschlagen, zermatscht. Allein hätte ich nur aufgegeben. Die Menschen an meiner Seite – Ärzte und Pflegepersonal in beiden Krankenhäusern plus Margarita in ihrer Unglaublichkeit – haben mir einen Grund gegeben, nicht aufzugeben.

»Das grenzt schon an ein Wunder«, war die ärztliche Aussage dazu, in diesem Grad rehabilitiert zu sein. Aber das war nur möglich, weil ganz viele Rädchen unscheinbar ineinandergegriffen haben. Hätte sich nur eines dieser Rädchen verweigert, dann wäre ich längst tot.

Beginnend bei der unmittelbaren Erstversorgung im neurologischen Zentrum – bis hin zu Margarita. Jemanden an meiner Seite zu wissen, für den es sich selbst unterbewusst lohnt, zu kämpfen.

Ich bin nicht spirituell veranlagt, aber mittlerweile doch davon überzeugt, dass es so etwas wie eine Seele geben muss. Keine Ahnung, aber ich war an Maschinen angeschlossen, mein Gehirn war mehr oder minder abgeschaltet, schwebend zwischen Bewusstlosigkeit und einem komatösen Zustand, geistig wusste ich nicht, wer Margarita ist – und dennoch habe ich körperlich auf sie reagiert. In diesem Zustand.

Und sie hielt meine Hand.

Wärme.

Losgelöst vom Gehirn habe ich das wahrgenommen. Ich sage absichtlich nicht, dass ich es erlebt habe. Denn dafür wäre ein Bewusstsein vonnöten, und ich hatte objektiv kein Bewusstsein. Mein Gehirn war *dysfunktional*, wie es in der Medizinersprache so schön heißt.

Aber diese Wärme ist auch bis heute noch ganz tief in mir abgespeichert, obwohl mein Gehirn gar nichts speichern konnte.

Wie kann das sein?

Ich bin ein Pragmatiker, im Osten groß geworden, also religionsfrei aufgewachsen (da laufen jetzt nicht irgendwelche Kindheitsschemata ab), jemand, der sich vornehmlich an wissenschaftlichen Fakten orientiert. Aber ich konnte mir nach sechs Tagen im Krankenhaus nicht einmal den Namen des Professors merken, während diese komplexe Erinnerung (nein, falscher Begriff), dieser Eindruck (nein), diese Vorstellung (nein), diese *Wärme* präsent war.

Das ist auch meine erste Erinnerung. Kein Bild, sondern: Wärme. Angekommen zu sein. Wie gesagt, ich bin nicht spirituell veranlagt, und ich glaube auch nicht an Gott oder irgendwelche großen Gewalten, die über uns schweben und planen, wie es unten bei uns läuft – aber da ist irgendetwas, das tiefer geht. Etwas, das menschliche Beziehungen und Bindungen betrifft.

Dieses Erlebnis beschäftigt mich unverändert. Jeden Tag. Manchmal ist es fast schon *spooky* für mich, aber ich komme auch nicht davon los.

Noch einmal: Auf der Glasgow-Skala war ich auf der vorletzten Stufe. Bevor überhaupt *nichts* mehr ist. Also das ausschließliche Koma. Wenn nichts mehr im Körper reagiert.

Eine massive Zustandsverbesserung ergab sich erst in dem Moment, als Margarita aus Los Angeles angeflogen kam. Dadurch, dass sie meine Hand hielt und zu mir sprach. Niemand hatte ihr reinen Wein eingeschenkt, was geschehen war. Sie hatte lediglich von einem Sturz gehört. Man hatte ihr gesagt: »Komm besser mal her.«

Und sie kam und lächelte.

Margarita ging vermutlich davon aus, dass ich auf der Bettkante sitze, mit einem blauen Auge, und sie angrinse. Sie hat nicht damit gerechnet, dass ich an Maschinen angeschlossen bin. Im Koma. Röchelnd. Ohne Reaktion. Nichts.

Kein Paul-Grinsen.

Aber sie blieb stark. *Warm.*

Obwohl in ihr drin eine Welt zerbrach.

Und bei mir, durchgehend, in einem körperlosen Kern, und zwar als Einziges, sammelte sich das warme Gefühl für

Margarita. Und für meine Mutter. Insofern muss noch eine Form von Bewusstsein existiert haben, sonst hätte ich so einen Gedanken nicht fassen können. Wenn ich auch ansonsten Matsch war, so wusste ich doch glasklar, wo ich hingehöre. Nämlich zu diesen beiden Frauen. Ich bin nicht mehr allein. Jede weiterführende Information wurde nicht mehr verarbeitet. Die Frage *Warum liege ich hier eigentlich?* rasselte durch ein Gitter. Dafür haben auch die Schmerzen gesorgt.

Nur das Wissen, wer Margarita, wer meine Mutter war, das blieb konstant. In einer wort- und körper- und gedankenlosen Sicherheit. Selbst Margaritas Name war in mir präsent. Ich konnte ihn nur nicht aussprechen, lediglich ansatzweise lallen. Und auch unsere gemeinsame Geschichte existierte irgendwie in mir.

Margarita hat diese Anfangszeit unglaublich organisiert. Sie hat klare Anweisungen gegeben. Zum einen, dass außer Alexa, meiner Mutter und ihr niemand das Zimmer betritt. Wirklich niemand. Auch gute Freunde nicht, obwohl sie bis nach Utrecht gefahren sind.

Zum anderen: Im Krankenzimmer wird ausschließlich gelächelt. Margarita hat sogar meine Mutter hinausgeschickt, als sie einmal anfing zu heulen. Und sie ist selber hinausgegangen, wenn sie es nicht länger ertrug. Ich habe nie jemanden gesehen, der bei mir den Eindruck hinterlassen hätte: *Holy shit*, es muss schlimm sein.

Ich sah ausschließlich fröhliche Gesichter.

Alles wird gut.

Ich konnte irgendwann sogar wieder über einen Witz lachen. Auch wenn mein gesamter Körper dabei schmerzte.

Vielleicht verstehen Außenstehende diese Vorgehensweise falsch. Es hatte nichts zu tun mit diesem Klischee von *happi-*

ness, positive thinking oder sonstiger Oberflächlichkeit. Es war gelebte Emotionalität – um mich zu beschützen. Damit ich nicht diese tiefe Traurigkeit und dieses Entsetzen mitbekomme.

Gewissermaßen ging es um eine Konditionierung meines Resthirns: Es ist alles gar nicht so schlimm. Es wird schon wieder. Vielleicht ein wenig wie die berühmte Selffulfilling Prophecy: Du kannst dich selber runterziehen, du kannst dich aber auch wieder aufbauen.

Dass es funktioniert hat, bleibt natürlich trotzdem ein Glücksfall.

*

Als ich kürzlich meine Krankenakte eingesehen habe, wie ein neutraler Außenstehender, fielen mir nur diese Worte ein: ziemlich knapp. Danach konnte mein Umfeld übrigens eine Woche lang nichts mit mir anfangen. Die Krankenakte liest sich wie eine Horrorgeschichte. Ich habe sie distanziert gelesen, als wäre der Unfall jemand anderem passiert, und trotzdem hat es mir den Boden unter den Füßen weggerissen.

Fühle ich seitdem Dankbarkeit? Absolut.

Ich bezeichne es nicht als Glück, das ich überlebt habe, da ist noch etwas anderes, etwas Größeres, wozu mir aber das Vokabular fehlt (und worüber ich vielleicht auch gar nicht so richtig nachdenken möchte). Das englische Wort *gratefulness* umreißt eher diese Größe, während das deutsche Wort »Dankbarkeit« meiner Meinung nach zu klein klingt. Ich bin mehr als dankbar (und man verzeihe mir diese Wiederholung, die für mich aber existenziell ist) für Margaritas Einsatz, für mein Team, jede einzelne Krankenschwester, jeden Pfleger, die Ärzte, und nicht zu vergessen die unglaubliche Unterstützung von Kollegen und Fans. Bis heute hin. Das ist nichts, was ich auch nur im Ansatz erwartet hätte. Und es überwältigt mich bis heute.

Dafür bin ich *grateful.*

Ein wenig passt auch das Wort »Demut« in diese Reihe.

Denn schon ein kleiner Spaziergang bedeutet mir mittlerweile etwas. Manchmal frage ich mich natürlich: »Müssen wir jetzt echt noch mal um den Block, um die Zeit, ich bin müde …«

Und dann: »Ja.«

Es gibt Menschen, die sitzen ihr Leben lang im Rollstuhl. Wenn man einmal in so einem Gefährt saß und nicht wusste, ob man je wieder laufen wird (meine Motorik war nicht steuerbar, zu Beginn), dann wird die Tatsache, einen kleinen Spaziergang machen zu können, etwas Besonderes. Demut bedeutet in diesem Sinne, dass man solche Dinge würdigt. Bewusster wahrnimmt, was um einen herum geschieht.

Ich habe zwar vorher auch nicht alles für selbstverständlich genommen, aber mir wäre nie in den Sinn gekommen, dass ein Spaziergang ein Geschenk sein könnte. Man läuft halt. Lernt irgendwann gehen und watschelt, bis man umfällt. Was das für ein großes Geschenk ist, *zu gehen*, das ist mir jetzt erst klargeworden.

In dem Zusammenhang erinnere ich mich an ein Schlüsselerlebnis in der Klinik. Ich konnte nach dem Unfall meine Arme so gut wie gar nicht bewegen. Ich war verzweifelt. Täglich gab es neue Übungen und Überlegungen, wie man in dieser Sache vorgehen könnte. Und irgendwann, nach sechs langen Wochen im Krankenhaus, forderte Professor Hesse mich auf, den Arm zu heben. Und plötzlich ging es! Margarita und ich haben beide geheult wie Kinder. Weil ich meinen Arm heben konnte!

Daraus entsteht Demut.

*

Zukünftig soll ich jedes Jahr für vier bis sechs Wochen ins Krankenhaus fahren. Es geht um weitere Tiefenuntersuchungen und Therapien. Bei einigen Tests leiten die Ärzte dann Strom durch meinen Körper. Sie bringen Elektroden an verschiedenen Stellen an, um zu messen, was – und ob überhaupt etwas – beim Gehirn sowie den Organen und Gelenken ankommt.

Gewissermaßen bin eine Art Versuchsobjekt in deren Forschungsabteilung. Vielleicht hilft es, denn ich spüre beispielsweise meine Finger nur eingeschränkt. Die Ärzte können sich darauf keinen Reim machen. Zuerst vermuteten sie, dass einige Sehnen am Handknochen – dort befindet sich ein Loch, durch das die Sehnen hindurchgeführt werden – gequetscht sein könnten. In diesem Fall böte sich die Möglichkeit einer Operation an, man erweitert das Loch und alles ist gut.

Mittlerweile scheint diese Theorie aber nicht mehr stichhaltig.

Dafür hat man im Januar festgestellt, dass sich genau an der Stelle, wo das Gehirn mit dem Ende der Wirbelsäule verbunden ist, eine Menge Blutcluster, Verklumpungen, gebildet haben. Die kann man nur durch eine extreme Verdünnung des Blutes herausspülen. Heißt aber auch: In dieser Zeitspanne, wo das geschehen soll, könnte ich nur liegen.

Arme und Beine von mir gestreckt.

Mir gefällt diese Vorstellung nicht besonders. Zurück ins Krankenhaus? Ich will, nennen wir es: komplett sein.

Ich will »gesund« sein (auch wenn ich nicht krank bin), und ich mag es nicht, mir wieder und wieder einzugestehen, dass ich zurück ins Krankenhaus muss.

Dabei sehe ich natürlich im Rückblick, dass ich mich heute unvergleichlich besser fühle als, ja, sogar nur drei Monate zuvor. Und noch einmal besser als vor vier Monaten. Obwohl der Schmerz unverändert in meinem Körper sitzt. Wenn ich nur über meine Schienbeine streiche, von den Knien abwärts, dann tut es weh.

Es wird folglich gute und nicht so gute Tage geben.

Mehr lässt sich nicht vorhersagen.

Nur das eine bleibt sicher: Die Folge des Unfalls werde ich mein Leben lang mit mir tragen.

Im Leben bleiben ist deshalb nicht nur ein Buchtitel für mich. Hoffnung ist mein Lebenselixier. Genauso wie mein Plädoyer für die Liebe, denn ohne Margarita hätte ich keinen Grund gehabt, weiterzuleben. Dann hätte ich vermutlich gedacht: Lasst mich doch alle in Ruhe.

Viele Bekannte haben nach der Nachricht von meinem Unfall wohl so ähnlich gedacht und mit mir abgeschlossen. Das war für Margarita nie eine Option.

Wir haben uns kennengelernt, wir haben uns verliebt, und wir haben uns geschworen: Wir werden dieses Leben gemeinsam durchschreiten, durch alle Höhen und Tiefen. Mit allem, was da auf uns zukommt. Ich bin für sie da – und sie ist für mich da.

In solchen Momenten, wenn ich daran denke, kommen mir tatsächlich wieder Tränen. Aber nicht aus Mitleid, sondern weil es groß ist.

Echte Liebe.

Das erlebt man selten im Leben.

*

Selbst heute, nach drei Jahren, kann ich nicht abschätzen, wie es mit mir weitergeht. Für flüchtige Bekanntschaften, für die Schulterklopfer hinter der Bühne, ist das nicht immer nachvollziehbar – weil ich *äußerlich* wiederhergestellt scheine. Ich kann wieder lächeln, scherzen, auflegen – aber ich bin *nicht* wiederhergestellt.

Jede Woche kommen Menschen zu mir und sagen: »Super, dass du wieder voll dabei bist!«

Ich lächle dann, aber ich bin weit davon entfernt, wieder der Alte zu sein. Und ich werde vermutlich auch nie mehr wieder der Alte sein.

Was mich aber nicht niederschmettern darf.

Denn: Aufgeben ist keine Option.

War es auch noch nie.

Zum einen habe ich mit Margarita einen Grund zu kämpfen, zum anderen sehe ich, wie sich meine Familie, die Ärzte, die Pfleger, mein Team eingesetzt haben – es wäre falsch, mich selbst aufzugeben. Wenn all diese Menschen so sehr an mich glauben und unglaubliche Dinge in die Wege leiten, um mich zu unterstützen, dann kann ich als das Glied in der Kette, auf das es dann doch am meisten ankommt, nicht einfach sagen: »Lasst mich alle in Ruhe.«

Vielleicht ist das auch der Grund, warum ich nie sage, heute ist ein schlechter Tag. Nein: Es gibt gute Tage und solche, die nicht ganz optimal verlaufen.

Entscheidender ist der Standpunkt, von dem aus ich auf die Situation draufschaue. Selbst an einem nicht so guten Tag ist es für mich keine Option, alles hinzuwerfen.

Deshalb schaue ich auch nicht zurück und vergleiche. Ich bewerte nicht, was ich vielleicht vermissen könnte. Oder bei welcher Gelegenheit ich mir wünschte, das Leben solle wieder so sein wie vorher.

Nein: Es ist passiert. Punkt. Es ist Teil unseres Lebens. Punkt. Und ich lebe damit. Zurückblicken, abwägen, was mir unter Umständen fehlen könnte, würde eine falsche Dynamik erzeugen.

Ja, die chronischen Schmerzen sind nicht schön, die Sprachstörungen nerven. An manchen Tagen, die sehr aufwühlend sind, nuschle ich immer noch. Ich vergesse Worte, pausenlos. Alles eine Folge der Verletzungen durch den Unfall.

Aber noch einmal: Das ist mein Ist-Zustand.

So ist es. So – und nicht anders.

Wenn ich tatsächlich einmal zurückblicke, dann nur, um die Fortschritte zu sehen. Heißt: Ja, ich habe Sprachstörungen – aber verglichen mit dem Zustand nach dem Unfall bin ich weit vorangekommen.

Niemals im Sinne von: »*Ach, ich wünschte, alles wäre anders …*«

Diese Einstellung würde mich nur runterziehen. Denn es wird nie eine Heilung geben. Das Höchste, was ich erreichen kann, ist – in mehreren Jahren –, dass die Schmerzen, die Behinderungen, mich nicht pausenlos aus der Bahn werfen.

Darüber hinaus: nichts.

Manchmal ist Leben oder Tod nur eine Frage von wenigen Minuten. Leider ist das eine Tatsache, und ich denke diesbezüglich auch an Michael Schumacher. Ich kenne seinen Fall natürlich nicht in allen Details, aber ich muss tatsächlich immer wieder an ihn denken.

Die Familie macht alles richtig, sie haben sich komplett abgeschottet. Du brauchst diese Ruhe, und es bringt überhaupt nichts, wenn die Medien um dich herumspekulieren und fabulieren. Obwohl wir genauso alles abgeschottet hatten, gab es trotzdem irgendwelche Idioten, die sich in den sozialen Medien aufspielten, indem sie twitterten: »Wir haben gerade von Paul gehört, er ist über den Berg, es geht ihm wieder besser!«

Während ich im Koma lag.

Von Leuten, die von niemandem irgendetwas gehört haben konnten, weil es niemanden gab, der ihnen etwas erzählt hätte. Menschen, mit denen wir nicht einmal ansatzweise etwas zu tun hatten. Aber sie wussten, diese Nachricht ist gerade *hot topic*, und vermutlich klicken dann ganz viele.

Das ist einer der seltenen Fälle, wo ich dann auch mal prinzipiell sage: Du bist raus. Du hast dich disqualifiziert.

Die wirklichen Fans haben sich anders verhalten. Einige haben vor der Klinik in Utrecht gewartet, mit Blumen und Glücksbringern, aber sie haben die Dinge letzten Endes vor der Klinik abgegeben. Sie haben mir nicht aufgelauert.

*

Ich bleibe Pragmatiker.

Auch wenn ich inzwischen solche Worte wie »Seele« gebrauche. Wenn ich mich vor drei Jahren hätte hören können, wie ich heute solche Begriffe verwende, dann hätte ich mich vermutlich ausgelacht. Ich verstehe auch jeden, der bei der Verwendung des Wortes »Seele« zusammenzuckt.

Andererseits erinnere ich mich an ein Gespräch mit einem Anwalt, der mir gestand, nach einem schweren Unfall im Krankenhaus wach geworden zu sein, an der Schwelle des Lebens, wie es manchmal heißt – und der sich plötzlich selber im Bett liegen sah. Von der anderen Seite des Zimmers aus. Ein Anwalt! Wir lächelten uns beide an und sagten dasselbe: »Wenn wir uns noch vor Kurzem hätten hören können, über was wir hier reden, wir hätten uns eingesperrt.«

Wie gesagt, ich bleibe Pragmatiker. Ich glaube weiterhin nicht an Gott oder diese Dinge, *aber* … einiges bleibt unklar.

Wenn ich die unzähligen positiven Aspekte herausstreichen würde, die mein Leben mir bietet, dann bliebe nur Verzweiflung. Das will ich nicht.

Wenn ich dagegen auf diese schönen Dinge zurückblicke, dann muss ich sagen: JA!

Dieses Leben ist es wert, zu leben.

Es ist gut und richtig, jeden Morgen mit Schmerzen aufzuwachen. JA!

Schmerzen in den Beinen, im Rücken, im Kopf, im Bauch. Trotzdem: JA!

Auch wenn es zusätzlich noch regnet, es wird ein guter Tag.

Auch wenn sich überall dunkle Wolken über diese Welt legen wollen – nach dem Regen scheint immer die Sonne. Und die Sonne prägt das Leben, nicht der Regen.

*

Zwei Dinge haben mich in der schrecklichen Zeit aufrecht gehalten: Hoffnung und Liebe.

Ich habe Paul im schrecklichsten Zustand gesehen, den man sich nur vorstellen kann. Aber Liebe hat mich getragen. Liebe macht den Unterschied zwischen Dunkelheit und Licht.

Wir waren in der Dunkelheit und wir waren im Licht, in den glücklichsten und den traurigsten Momenten, in den verzweifelten und den hoffnungsvollen Augenblicken – und wir haben darin Liebe gespürt. Selbst in den Momenten, als es nur die Aussicht gab, Paul würde für immer im Rollstuhl sitzen, er würde nicht mehr sprechen können, hat es uns nicht gekümmert.

Wir wollten miteinander sein. Wie Moleküle, die aus Atomen bestehen und nur gemeinsam existieren können. Aneinander gebunden, und nur gemeinsam. Nie ohne den anderen. Umeinander, ineinander rotierend.

Auch die Kraft eines Magneten kannst du nicht sehen, nicht beschreiben – aber sie ist spürbar vorhanden.

Wenn also diese zwei Dinge vorhanden sind – Hoffnung und Liebe –, dann ist alles möglich.

Mehr ist nicht notwendig.

Vertrau mir.

Es ist mir einerlei, wenn jemand kritisch, zynisch anmerkt, dass ich mir das im Krankenhaus nur eingeredet habe, um selber nicht zu verzweifeln.

Weil es funktioniert!

Und weil ich heute weiß, dass diese Kraft die Welt verändern kann.

Hoffnung ist die Kraft, die dir die Stärke gibt, um weiterzumachen.

Und Liebe nährt dein Herz und dein Denken.

Vertrau mir, es wird dir wieder besser gehen.